東京大学医学部健康総合科学科──［編］

社会を変える健康のサイエンス

健康総合科学への21の扉

東京大学出版会

Science and Health for Social Change:
21 paths toward Integrated Health Sciences
Department of Integrated Health Science, The University of Tokyo
University of Tokyo Press, 2016
ISBN 978-4-13-063406-9

まえがき　健康総合科学へのお誘い

　健康総合科学の世界へようこそ．
　といっても耳慣れない言葉かもしれませんので，まず健康総合科学の紹介をしたいと思います．
　みなさんは，人間を健康にするのは何だと思いますか？　くすりや手術などの医学的技術だと思っている方が多いと思います．確かに新しいくすりを作ったり，新しい手術法を開発したりすることは健康状態を改善する可能性を高めたり，回復を早めたりするかもしれません．
　みなさんの中には食事や運動，睡眠などの生活習慣を良くすることが重要だということを知っている人もいると思います．では，生活習慣を変えるには何が必要でしょうか？　やる気や知識だけでしょうか？　人間の行動や意思決定に影響するものは，他にもいろいろありそうです．
　健康を左右するものとして，病気になりやすい遺伝子を持っているか持っていないかも重要です．近年，がんになりやすい遺伝子を持っている患者「予備軍」を対象に，がんになる前から治療を施すことも実際に行われています．遺伝子の働きを抑えたり，逆に高めたりすることで病気になりにくい体質を作ることもできるかもしれません．さらに安全な食品，快適な住居，きれいな空気など環境を整えることも人間の健康には重要です．逆に，放射線の被害や大気汚染などの環境汚染は，人間の健康を脅かす問題として対応が求められています．
　物理的な環境だけではありません．人と人が支え合うような社会や職場，町を作っていくことは，人々をストレスから守り，心と体の両方の健康を育むのに大切な要件です．さらに，医療や看護・介護の基本知識や価値観が共有されている社会では，医療専門家に限らずだれもが日常生活の中で心や体を育みやすい環境が整っています．
　このように考えただけでも，人間の健康は実に多くのものに左右されていることがわかると思います．人間の健康を実現するには医学や看護学だけではなく，心理学や経済学・社会学・教育学，そして遺伝学や人類学，環境工学など，文系・理系の違いを越えて，およそあらゆる学問の分野がかかわる総合科学が必要になります．
　従来，大学ではこれらの異なる学問体系は異なる学部で教えられていて，相互の関係は薄く縦割りでしか存在しませんでした．その限界を超えるために，最近では縦割りの壁を破って，異なる学部同士が連携した教育プログラムが多くの大学で始まっています．そうしたなか，東京大学医学部の健康総合科学科は，自慢するようですがちょっとユニークです．「人間の健康」という目標を共有しつつ，理系・文系の区別なく，1つの学科の中で

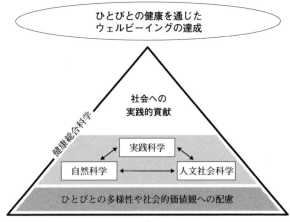

図 0-1　健康科学と諸科学の位置づけ

幅広い学問的背景を有した研究者が一同に集まり，人間の健康を実現するための教育と研究を行っています（図 0-1）．

　健康総合科学を短く定義すると，「**人間の生活にとって重要な構成要素である「健康」に軸を置き，人間が生まれ，生活し，一生を終える一連のプロセスにおいて，幸福（ウェルビーイング）向上を実現するための科学**」となります．

　その特徴は 3 つあります．一番の特徴は，人間を対象とすることです．遺伝学の研究なら，大腸菌やウイルスを実験系として使います．しかし健康総合科学では，最終的にそこから得られた知見が人間に応用されることを常に意識しています．これと関連して 2 番目の特徴は，科学知としての科学に留まらず，人間の健康や生活を変えていくことを究極の目的とした実践知を産み出すことを意識していることです．そのため，科学的普遍性（いつでもどこでも変わることがない唯一の真実としての科学知）を認めつつも，実際に健康が課題となる現場においては，価値観や社会的規範・文化的指向性などさまざまな文脈に対する配慮も必要です．そうした文脈によって「科学知」の見方や用い方が異なってくることを踏まえた実践的な科学を目指していることです．

　第 3 の特徴はそれらの必然的結果として，健康総合科学は健康を通じて人間の生活の質を高めるために貢献することを使命としています．研究の手法や理論は理系的・文系的な学術領域にそれぞれ依拠していても，この使命だけは健康総合科学の全員が共有するものなのです．そして，人間の健康を支える理論と実践を組み立てていくために，自然科学・人文社会科学・そして実践科学の体系的統合を実現しようと考えています．

　東京大学の医学部健康総合科学科では，上記の目的をより明確に果たすために，2017 年度より学科を再編し，環境生命科学・公共健康科学・看護科学の 3 つの専修を新たに設け，専修間の相互の連携を強化していきます．また教育面でもこれら 3 つの専修が共同して教育にあたります．学生が健康総合科学を学ぶことを通じて，人間の健康に働きかけ，幸福（ウェルビーイング）の向上に寄与するようになるために，必要な基礎的理論や技能を修得できるように支援します．また一方で，健康に関わり社会に貢献するプロフ

ェッショナルとしての倫理観を厳しく育んでいきます．こうした取り組みが今後日本国内で広まっていくことが，少子高齢などの健康課題を抱える日本の未来にとって必要だと確信しているからです．

本書は「健康総合科学」という新しい科学の取り組みについて，その入り口を垣間見てもらうために新たに作成されました．あなたは健康総合科学の幅の広さ・奥行きの深さに圧倒されてしまうかもしれません．でも，心配しないでください．健康総合科学はまだ私たち研究者・教育者自身も模索をしながら進めている，発展途中の学問です．あなたがもし人の健康を育むことを通じて社会になにかをもたらしたいという思いを持っているなら，この世界に飛び込む資格をすでに持っています．勇気をもってこの扉を開けてみてください．

本書の構成について説明をします．基本的にはどこから読んでもいいように，各章の構成は同じに作ってあります．目次を見てあなたが興味を持てるテーマがあれば，そこからどんどん読み進めていってください．全体は大きく3つの専修分野に分かれています．それぞれの部の冒頭ではそこで紹介されている章の構成の説明と，その専修がどのような特徴や目標を掲げているかについて概略をまとめていますので，参考にしてください．

簡単に紹介しておくと，まず第Ⅰ部では主に生命科学や環境工学などの理系的なアプローチを研究手法として用いた環境生命科学専修のさまざまな研究テーマについて紹介しています．手法は理系なのですが，環境生命科学が大切にしているのは，生物としてのヒトの存在が環境や社会と相互に支え合って存立している，その「危うさ」です．

第Ⅱ部では，主に看護科学専修の研究領域を紹介しています．看護というと病院の看護師をすぐイメージするかもしれません．看護科学は看護師になるための技術や知識も必要としますが，看護科学の本質は「ひとが生きることを支える」ことです．

第Ⅲ部では，公共健康科学専修の研究テーマを紹介しています．公共健康科学では人と社会の関わりに注目し，人々が生活する社会のなかで健康がどのように作られたり，壊されたりするのか，その複雑な過程を紐解いていこうとしています．

それぞれの章は，概要・事例・キーワードの解説・そして実際の研究や実践について紹介したうえで，さらにそのテーマを深く勉強してみたいと思った場合に参考とすべき書籍や論文なども紹介しています．

さて，紹介はこれくらいにしましょう．どうぞ興味をひかれた扉をたたいてみてください．その中から，あなたが将来進んでみたいと思うような領域が見つかることを祈っています．

2016年6月

東京大学医学部健康総合科学科教科書編集委員会

目　次

まえがき　健康総合科学へのお誘い　i

第I部　ヒトと環境の科学

1章　地球にやさしいと健康にやさしいのか？———2
　　　　気候変動と健康

　0　この章の概要　2
　1　気候変動は身近な問題？　2
　2　気候変動の健康影響についてどんなことがわかっているか　2
　キーワード　3
　3　健康影響に関する研究と気候変動への取り組み　3
　4　気候変動について健康科学は何ができるのだろう　7

2章　遺伝子研究でヒトの健康は変えられるか？———8
　　　　ゲノム解析と医療

　0　この章の概要　8
　1　病気とゲノム・遺伝子の関係　8
　2　薬の効き目は遺伝子で変わる？　肝炎治療薬の事例　9
　キーワード　10
　3　病気のかかりやすさに関わる遺伝子：過眠症（ナルコレプシー）とは？　11
　4　遺伝的リスクを知ることが病気の予防につながる　13

3章　新型インフルエンザが近未来に出現したら？———14
　　　　危機管理と健康

　0　この章の概要　14
　1　新型インフルエンザが大流行したら!?　14
　2　鳥インフルエンザから新型インフルエンザへ　15
　キーワード　15
　3　2009年の日本における新型インフルエンザへの対応　17
　4　近未来の新型インフルエンザに備えるには？　18

4章　感染症の脅威とどう闘うか？ ———————————— 20
　　　　くすりの開発とグローバルヘルス

　　0　この章の概要　20
　　1　感染症の脅威が世界中に広がっている　20
　　2　数十億の人々が感染症で苦しんでいる　20
　　キーワード　21
　　3　感染症のくすりと大村博士のノーベル賞　22
　　4　熱帯医学からグローバルヘルスへ　24

5章　あふれかえる化学物質の安全性を明らかにするには？ ———————— 26
　　　　環境汚染化学物質とヒトの健康

　　0　この章の概要　26
　　1　化学物質による環境汚染問題の歴史に学ぶ　26
　　2　今後懸念される化学物質問題　27
　　キーワード　28
　　3　因果関係を証明することの重要性　29

6章　放射線による影響には個人差があるのか？ ———————————— 30
　　　　放射線感受性と生体適応のしくみ

　　0　この章の概要　30
　　1　紫外線が怖い：色素性乾皮症の患者さん　30
　　2　紫外線や放射線とがん：希少疾患の遺伝子情報からわかったこと　30
　　キーワード　31
　　3　放射線の健康影響になぜ個人差が生まれるのか？　31
　　4　環境刺激に応答する生体：健康維持のメカニズム　33

第II部　ひとが生きることを支える科学

7章　医療で女性は幸せになったか？ ———————————————— 36
　　　　母となることを支える助産学

　　0　この章の概要　36
　　1　安全な出産と1人1人が望む出産のかたち　36
　　2　出産と医療の関係　36
　　キーワード　38
　　3　安全と安心の両立を目指す実際の取り組み　39
　　4　統計情報と研究成果に基づく妊産婦ケアの改善に向けて　41

Column ① 「こころの健康」を自分で保つ　　43

8章　児童虐待を予防するには？ ──44
　　　　医療と行政の連携

　　0　この章の概要　　44
　　1　繰り返される児童虐待のニュース　　44
　　2　児童虐待を予防するために着目するもの：産後うつ病　　44
　　キーワード　　46
　　3　児童虐待予防に向けた実際の取り組み　　46
　　4　産後うつ病に対して看護学ができること・できないこと　　47

9章　人生の最期を自分らしく過ごしてもらうには？ ──48
　　　　逝き方を支える終末期の看護

　　0　この章の概要　　48
　　1　最期を迎えようとするBさん　　48
　　2　自宅で最期を過ごしたい日本人　　48
　　キーワード　　50
　　3　自分らしい逝き方に向けた訪問看護の実際の取り組み　　51
　　4　最期まで「その人らしさ」を尊重するために　　53

10章　ケアを支えるモノづくりとは？ ──54
　　　　看護学と工学の融合

　　0　この章の概要　　54
　　1　車いすに座っていても床ずれになる？　　54
　　2　褥瘡が人々の健康に与える影響　　54
　　キーワード　　55
　　3　日本人高齢者に特化した車いすクッションの開発　　55
　　4　モノづくりを通してケアを支える「看護理工学」　　57
　　Column ②　テクノロジーで「みまもり」を変える　　59

11章　被災者を支えるまちづくりとは？ ──60
　　　　地域診断に基づくコミュニティ・ディヴェロップメント

　　0　この章の概要　　60
　　1　災害後の地域住民の健康を守る保健師　　60
　　2　東日本大震災後の仮設住宅　　60
　　キーワード　　61

3　地域の健康調査・改善プログラム開発に向けた保健師の実際の取り組み　62
　　4　地域診断に基づくコミュニティ・ディヴェロップメントが健康なまちをつくる　65

12章　看護職を惹き付ける職場とは？ ──────66
　　　　患者のために力を発揮できる職場づくり

　　0　この章の概要　66
　　1　看護職は足りないのか？　66
　　2　増えているのに足りない看護職　66
　　キーワード　67
　　3　マグネットホスピタル研究と魅力的な職場づくり　68
　　4　患者と看護職双方の幸せのために看護管理学が担うこと　70

　　Column ③「我慢させない技術」を創りだす　71

第Ⅲ部　人と社会の健康をつなぐ科学

13章　くすりの効果をどのように評価するのか？ ──────74
　　　　生物統計学による科学的品質管理

　　0　この章の概要　74
　　1　頭痛薬は本当に効いたのか？　74
　　2　くすりの効果を科学的に証明するにはどうすればよいか？　75
　　キーワード　77
　　3　科学的根拠に基づいた医療を支える科学とは？　78
　　4　真実を明らかにするために生物統計学・疫学を勉強しよう！　79

14章　メタボはなぜ悪いのか？　解消できるか？ ──────80
　　　　肥満の健康科学

　　0　この章の概要　80
　　1　お父さんはメタボ？　80
　　2　なぜメタボはこわいのか？　81
　　キーワード　85
　　3　メタボの診断基準はどう決めた？　85
　　4　内臓脂肪病としての生活習慣病に取り組む　86

15章　健康のために自由を制限できるのか？ ──────── 88
　　　　ウェルビーイングを考える倫理学

　0　この章の概要　88
　1　ニューヨーク市で甘いソーダが禁止になった！　88
　2　肥満は個人の問題か？　社会の問題か？　88
　キーワード　90
　3　健康をめぐる「事実」と「価値」：社会的合意を築くには？　90
　4　健康政策と人々の価値観をつなぐ倫理学の役割　93

16章　ストレスとどうつきあうか？ ──────── 94
　　　　メンタルヘルスの科学と実践

　0　この章の概要　94
　1　ストレスで会社をやめてしまう人　94
　2　職場や地域でストレスはどれくらい問題か？　94
　キーワード　96
　3　職場のうつ病を減らすための取り組みとは？　98
　4　メンタルヘルスとストレスについてもっと学びたい人へ　99

17章　人のつながりは健康に影響するか？ ──────── 100
　　　　社会と健康の関係を科学する社会疫学

　0　この章の概要　100
　1　高齢者を孤立死が襲う！　100
　2　人と人のつながりは健康によい？　100
　キーワード　102
　3　孤立死を防ぐために地域で取り組めることは？　102
　4　健康なコミュニティを目指して　103

18章　長寿日本はこれからも続くのか？ ──────── 104
　　　　健康の社会経済学

　0　この章の概要　104
　1　高齢社会日本の未来はどうなる？　104
　2　長寿日本の光と影　104
　キーワード　105
　3　長寿日本の未来を拓くにはなにが必要か？　106
　4　社会システムの見直しで健康長寿日本を！　108

19章　イノベーションが健康をどのように変えるのか？ ―――― 110
　　　　バイオデザインによる技術開発

- 0　この章の概要　110
- 1　情報デバイスで世界を変えたい！　110
- 2　モバイルヘルスはこうして生まれる　110
- キーワード　111
- 3　チームがイノベーションを加速させる　111
- 4　未来を拓くバイオデザイン　113

20章　人類は塩とどうつきあってきたのか？ ―――― 114
　　　　食を科学する栄養疫学

- 0　この章の概要　114
- 1　お父さん，しょうゆは控えめに!?　114
- 2　塩と人類の長い歴史　115
- キーワード　116
- 3　塩を賢く食べるための科学　117
- 4　毎日食べる食べ物と健康を科学する！　120

終章　健康総合科学とヒト・ひと・人 ―――― 121

- 参考文献　123
- 索　引　129
- 執筆者一覧　133

第 I 部

ヒトと環境の科学

▶▶▶ イントロダクション ◀◀◀

　第 I 部で紹介される研究分野は，どれも「ヒト」，つまり生物としての側面に焦点をあてています．どんな人生を歩むにしても，まずは生物としての生存がなければ人生が成り立ちません．では生物として人間が生存する上で何が大切なのか，それが脅かされるのはどんな時で，どんな対策をうてばヒトとして生き延びられるのか，といったことがこれらの分野にとっての課題なのです．言い換えれば，生物としての生存を保証するための知識と技術にフォーカスした健康総合科学にとっての基礎領域と言っていいでしょう．これらの課題に答えるためには，生物としての人間のしくみをよく知っている必要がある一方で，社会科学的な要素も大変に重要であることは，読み進むとすぐにわかると思います．

　生物としての生存を考える上で重要な要素として，生物自身の持つ遺伝的要因と，生物の活躍の場である環境があり，これらがヒトの健康や疾病にどのようにかかわっているのか，最初の２つの章で解説します．環境と健康との関係が意外に複雑であり，気候変動問題こそ実は身近な問題であること（１章），遺伝的な要因が肝炎などの比較的ありふれた病気とどのように関連するのか（２章）といったことを解説します．人畜共通感染症に対するワクチンによる対策の成否は何が決め手となるのか（３章），「くすり」を必要とする人々は世界のどこにいて，実際の「創薬」はそれにどう答えていくのか（４章），環境を壊すものとしての化学物質の問題にはどう取り組んだらよいのか（５章），放射線のような環境要因に対して遺伝的な違いには意味があるのか（６章）といった問題に触れるうちに，われわれが生物として生きて行くためには，環境についても知る必要があり，その知識を具体的に活用するためには，社会的なしくみも考慮する必要があるといったことに気付かれると思います．

　第 I 部のどの章をとっても，生物としての生存が，ヒト（特に遺伝的形質）・環境・社会の３つの要素を背景に成り立っている様子がわかるでしょう．生物としての生存は意外なほど微妙で危うい側面もあるのです．その危うさの中にこそ，基礎・応用にまたがる健康総合科学の魅力が潜んでいると言えるでしょう．

1章 地球にやさしいと健康にやさしいのか？
気候変動と健康

0 この章の概要

　地球の健康なくして人間の健康もありえません．しかし，毎日の自分の体調が地球の健康とつながっていると言われても，ピンと来る人は少ないでしょうし，どの程度地球が健康でなくなると人間も健康でなくなるのかは，なかなか答えることが難しい問題です．また，地球環境が健康に及ぼす影響に関して対策をたてるにあたって重要なのは，人間の活動が地球の健康に影響を与えていて，それが私達の生活や健康にもはねかえってきているという事実をしっかりと把握することでしょう．この章では，地球→人間，人間→地球という双方向の影響を考えます．

1 気候変動は身近な問題？

　気候変動（climate change）とか地球環境というコトバを聞くと，自分の普段の生活とは縁遠いもののように感じる人もいるかもしれません．しかし，私達が毎日物理的に接する環境は地球環境の一部であるし，そこには気候変動も反映されているという意味で，気候変動も地球環境も日常生活にくまなく浸透しているものなのです．このところ猛暑の夏が続き，異常に強力な台風・竜巻などが発生するなど気象の異常が目立っていますが，温暖化を含む気候変動は生存や健康にどんな影響を及ぼしているのでしょうか？　一方で，2015年暮れにパリに世界各国の代表が集まってCOP21（キーワードの項参照）の協議が行われ，京都議定書から一歩踏み込んだ「パリ条約」が合意されました．なぜ今，世界はこのような問題に真剣に取り組まなければならなくなったのでしょう？

2 気候変動の健康影響についてどんなことがわかっているか

　気候変動や温暖化が人間の健康に及ぼす影響を定量的に評価することは簡単ではありません．ウイルスによって惹き起こされる感染症などと異なり，気候変動や温暖化で特異的に起こる疾病は，熱中症などを除けばほとんどなく，多くは他の原因でも起こる疾病・死亡の数を増やすに過ぎないので，疾病・死亡の数と環境との関係を丁寧に調べないとならないからです．日本の北（札幌）から南（福岡）までの6つの都市において，6年間にわたる毎日の平均気温と70万件以上の死亡データを含む死亡率との関係を統計的に分析してみると，やはり著しい高温や低温の日に死亡リスクが高くなることが観察されます．しかし同じだけの気温の変化があった場合にどれだけ死亡リスクが変化するかを調べると，その程度は都市によってかなり異なっていて，住民がそれぞれの地域の気候に適応してい

る様子が浮かび上がってきました（Ng *et al.*, 2014）．熱中症で救急搬送される患者数と，その日の最高気温の間の関連もやはり都市によって若干異なるようです．また，蚊などによって媒介される感染症の分布が温暖化で拡大することも予測されています（IPCC Working Group 2）が，これにも地域差など多くの要因が絡みます．一方で，人間活動が温暖化の主要な原因となっている可能性が極めて大きいことがIPCCなどの報告でわかってきました．そして，人間活動は，温暖化を含む気候変動だけでなく，多くの地球規模の環境変化をもたらしていることも指摘（後述）されています．

▶ キーワード

IPCC「気候変動に関する政府間パネル」：気候変動の防止と軽減のために何を実施すべきか，世界各国から政策決定者と研究者が集まって検討する国際的枠組み．国連環境計画（UNEP）と世界気象機関（WMO）により1988年に設立されました．京都議定書は，第3回気候変動枠組条約締約国会議（COP3）でまとめられたもので，2015年暮れのパリ会合では，京都に替わる新たな取り組みが合意されました．IPCCは気候変動の原因・影響・対策について最新の知見を整理した「評価報告書」を数年おきに刊行しており，インターネットで全文にアクセスできます．IPCCは2007年にノーベル平和賞を受賞しています．

適応策と緩和策：気候変動に対する取り組みは，その原因に対する取り組み（例えば，再生エネルギー発電による二酸化炭素の排出軽減）である「緩和策（mitigation）」と，起こっている気候変動の影響を軽減する取り組み（例えば，台風についての早期警戒システムの整備）である適応策（adaptation）とに分けられます．両者をともに推進する必要があるというのが現在の各国のスタンスです．

日本政府も2015年11月に「気候変動の影響への適応計画」をまとめ，農林水産業・生態系・健康はじめ経済や国民生活において予測される影響と対策を整理しました．

ミレニアム生態系評価（Millennium Ecosystem Assessment編, 2007; Millennium Ecosystem Assessmentホームページ）：2000年に，当時の国連事務総長コフィ・アナン氏が世界の研究者に呼びかけて，5年をかけて実施したプロジェクト．20世紀後半において，人類が世界の生態系をどのように変化させたのか，またその結果として人類はどのような恩恵を蒙ったのか，関連する研究のレビューによって明らかにしました．このプロジェクトの報告書（英文）や概要の和訳はインターネットでアクセスできます．

3 健康影響に関する研究と気候変動への取り組み

気候変動が人間の健康に与える影響について，もっとも包括的な情報を提供しているのは上述したIPCCによる「評価報告書」で，2015年までに5回の報告が行われました．ただしIPCC自体が研究をするのではなく，既存の研究から重要なものを取り上げ，全体として何が言えるのかを検討しています．気候変動は健康以外にも，生態系や農業などさ

表 1-1 日本の適応計画

項 目	どのような影響か	考えられている対策
暑熱の影響	・気温の上昇によって，疾患による死亡が増加 ・熱中症の増加 ・労働効率の低下	・気象情報の提供，注意喚起 ・予防法・対処法の普及 ・工学・情報技術を利用した労働・作業の軽減化
感染症	・媒介動物（蚊など）の生息域拡大による感染症リスク増加の可能性 ・水・食品で媒介される感染症の増加	・不確実な要素が多い，科学的知見の集積 ・媒介蚊のモニタリング
上記以外の影響	・大気汚染との複合影響 ・脆弱集団への影響 ・臨床症状に至らない影響	・大気汚染，水質汚染対策 ・科学的知見の集積
暑熱による生活への影響*	・ヒートアイランドと温暖化との相加的影響（都市部）	・土地の緑化，水面積の拡大 ・舗装技術などによる暑熱抑制 ・住宅・建築物の省エネ化 ・公共交通機関の充実，貨物輸送手段の変更（自動車→鉄道・海運へ）

注：*は，健康の項ではなく，国民生活・都市生活の項で述べられている．
出所：内閣府（2015）「気候変動の影響への適応計画」．

まざまなところに影響しますが，最新の第5次報告書にあるヒトの健康影響に関する章（IPCC Working Group 2）で，将来的な増加が比較的確実とされた影響には，熱波・火災による死亡などの被害，農作物の収量減少による低栄養，食物・水由来および媒介動物による感染症などがあります．しかし，健康への影響に関する情報は，特にその量的な側面において十分とは言えません．人間を使った実験はできないし，また，過去になかった現象を相手にしているため，経験的なデータが極めて限られるのがその理由と言えるでしょう．

気候変動の原因を取り除き，変動自体を抑える試みを「緩和策（mitigation）」と言い，二酸化炭素の排出削減がその代表的な取り組みです．一方で，気候変動が起こっている事を前提にして，その被害をできるだけ減らす「適応策（adaptation）」も重要であるという認識が広がり，多くの対策が検討されています．温暖化ひとつ考えても，それがもたらす影響は海面上昇による国土の喪失であったり，氷雪の融解による洪水の誘発であったりと地域によって全く様相が異なることから，各国は必要な適応策をそれぞれ検討しています．日本では2015年11月に政府としての適応計画（上述）が発表され，適応策の指針が出来上がったところです．具体的には，農林水産や水など7分野にかかわる適応計画が盛り込まれていますが，この本と直接関連する分野としては，健康，国民生活・都市生活が挙げられます．そこで挙げられている影響予測と適応策の提案の主なものを表1-1に示します．

「健康に優しい」は「地球に優しい」か？

冒頭に，地球の健康なくして人間の健康はないと書きましたが，詳しくみていくと，両者の関係はそれほど単純ではないことがわかります．例えば，上述の「ミレニアム生態系

評価」は，20世紀後半における人類のウェルビーイングの向上が，生態系の大変化を伴なったことを明らかにしました．森林を切り開いて耕地にしたり，河川から大量の農業用水を引き込んだりという行為によって，食料や水の供給を安定させた一方で，二酸化炭素の吸収力は下がり，水資源は次第に逼迫し，多くの生物種に存続の危機をもたらしたとされました．大量の化石燃料を消費することによって，人間の生活がさまざまな側面で快適で安定なものに変わった反面，温暖化がもたらされたように，過去におけるウェルビーイングの追求は，地球に優しいやり方であったとは言えない状況だったわけです．さらに，人間が現在の活動をこのまま継続し，生態系の改変を続けた場合，近い将来，私たちの子孫が同様の恩恵にあずかることができなくなると「ミレニアム生態系評価」は警告しています．

コ・ベネフィットの考え方

そうした反省のもとにコ・ベネフィット（co-benefit）という考え方が提唱されました．これは，地球と人間のウェルビーイングのどちらにも優しいことを実施しようという考え方です．健康に関しては，例えば自転車や徒歩による通勤（それ自体が慢性疾患の予防に有効であると同時に，車の排気ガスを減らし，渋滞も緩和するので，大気汚染を軽減する），肉食への依存度を減らすこと（脂肪のとりすぎによる慢性疾患のリスクを下げる一方で，食料供給に関するエネルギー効率を高める）などが提案され，一部は実施されて，有効性の検証が行われています（Haines et al., 2009）．図1-1は，バングラデシュの首都で，亜熱帯と熱帯の境界あたりに位置するダッカを1km四方のメッシュに区切り，それぞれの区画での地表面温度と緑地面積の割合の相関を示したものです．1つの都市の中でも地表面温度には大きな差があることや，緑地が多い区画は昼夜を通じて地表面温度が低く，両者の間にきれいな逆相関があることがわかります．

ダッカにおいて緑地を増やすことは，温度上昇を抑え，暑熱による健康被害を軽減する一方で，冷房に使うエネルギーを軽減し，さらには量的に小さくても二酸化炭素の吸収にも寄与し，コ・ベネフィットをもたらす「適応策」と「緩和策」の両方の意義があることになります．なお，ここで使っている地表面温度や緑地のデータは，人工衛星に

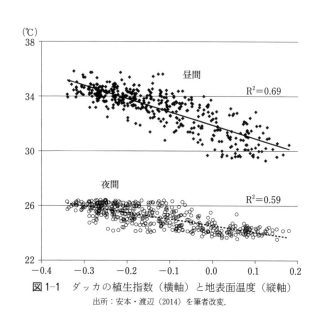

図1-1　ダッカの植生指数（横軸）と地表面温度（縦軸）
出所：安本・渡辺（2014）を筆者改変．

表1-2 プラネタリー・バウンダリー（PB）の領域

サブシステム	制御変数	PB提案値	現在値	工業化以前の値	健康影響の可能性
気候変動	CO_2濃度 放射強制力の増分	350［ppb］ 1［W/m^2］	387 1.5	280 (0)	直接影響あり （IPCC報告書）
生物多様性の減少	種の絶滅速度	10種/年/［100万種］	＞100	0.1–1	生態系サービスを通じた影響（ミレニアム生態系評価）
窒素循環 リン循環	大気から除去される窒素量 海洋に流入するリン量	35［百万t/年］ 11［百万t/年］	121 8.5–9.5	0 −1	
成層圏オゾンの枯渇	オゾン濃度	276［Dobson単位］	283	290	直接影響あり
海洋の酸性化	海水中のアルゴナイト飽和度：全球平均	2.75	2.90	3.44	
地球規模の淡水利用	人間による消費量	4,000［Km^3/年］	2,600	415	
土地利用の変化	耕地に変換された土地の割合	15［％］	11.7	低い	
大気へのエアロゾル負荷	地域レベルでの大気中の総粒子濃度		未知		直接影響あり
化学汚染	POPs，プラスチック，重金属その他の放出量あるいは濃度など		未知		直接影響あり

注：提案値，現在値とも提案当時（2009年）の値．
出所：Rockstom *et al.*（2009）を筆者改変．

よる観測で得られるものです．地上観測が十分に普及していない途上国において，地球観測で得られる情報の有用性がわかるグラフでもあると言えるでしょう．

人間活動の「安全地帯」：プラネタリー・バウンダリー

　地球全体の気候に人間活動が影響を及ぼすという事態は，人類史上初めての出来事と言えるでしょう．2009年にスウェーデンの研究者グループが，問題は気候変動だけではないという研究成果を発表し，世界に大きな衝撃を与えました（Rockstom *et al.*, 2009．渡辺（2011）に解説）．彼らは既に問題となっているか，あるいはこれから問題となり得る9つの課題領域（表1-2）を挙げ，温暖化についての2℃という目標同様に，それぞれの領域について境界値（プラネタリー・バウンダリー）を示しました．人間が手をつけていない土地は陸地全体の4分の1程度にしか過ぎないという2008年の研究が示すように，人間は有史以来，いわば勝手気ままに地球上を利用してきました．気候変動はそうした人間の勝手気ままの1つの結果に過ぎず，他にも心配すべきことがあるという警告とも言えるでしょう．示された境界値そのものは，これからの研究の積み重ねによって見直されていくことになるでしょうが，プラネタリー・バウンダリーの存在は，人間の勝手気ままにタガをはめることになります．つまり，これからの私たちはどんな活動をするにしてもこれらの「立ち入り禁止」の立て札を気にする必要が出てきたわけです．若干窮屈な感じも

しますが，これらの立て札は昔からそこに立っていて，人間の活動が活発化したために，急にはっきりと見えてきたに過ぎません．手遅れにならないうちにこれらの立て札が見えてきたことは，私たちにとってはむしろ幸運であったと考えるべきでしょう．

4 気候変動について健康科学は何ができるのだろう

　気候変動をはじめとしてプラネタリー・バウンダリーの9領域の多くが，人間の生存・健康と深く関連します．しかし，例えば温暖化のバウンダリー（2℃）に地球が近づき過ぎた場合，その健康影響を抑えるために臨床・予防医学の範囲でできることは，かなり限られています．「適応策」まで含めて考えると，従来の医学でできることの幅は広がるかも知れませんが，根本解決にはなりません．その意味で，温暖化以外の領域も含めて，地球の環境と健康とを結びつけて考える際に最も重要なポイントは，「適応策」にとどまらず「緩和策」に対して「健康科学」はどんな貢献ができるのか，ということでしょう．

　「緩和策」は，言い換えれば，気候変動を含む地球システムの9領域に対して人間活動がもたらすインパクトを軽減することをめざした施策・行動です．過去を見ればわかるように，人間活動が環境に与えるインパクトは人間のライフ・スタイルによって大きく変化します．例えば，自給自足の農耕生活を送る人と，毎日自家用車で10kmの道のりを通勤し，輸入牛肉のランチを食べる人とが，それぞれ環境に与えるインパクトを比較することを考えればよいでしょう．一方で，このようなライフ・スタイルの相違は，健康状態とも直接的な関連を持ち，また，時代や地域による社会・経済環境の差が，ライフ・スタイルの相違を産み出す要因の1つであるのも確かです．したがって，ライフ・スタイルは地球環境，健康，社会・経済状態を結ぶ要でもあります．この本の他の章でもライフ・スタイルは取り上げられると思いますが，ライフ・スタイルと健康との関連を研究する際には，ライフ・スタイルを，環境インパクトという点から分析することも重要になってくるでしょう．例えば，「ヘルシー」と言われる食生活を選ぶとき，その環境インパクトは，他の食生活に比べて小さいのかどうか？　フレックス通勤は，環境への負荷という点で評価すると望ましいライフ・スタイルなのか？　さらに少し視野を広げると，私たちが住む都市の食糧やエネルギーのまかない方と使い方，交通網の構造，下水処理のシステムと技術，ゴミ・廃棄物の廃棄や再利用など私たちの生活を成り立たせるたくさんの要素が，健康・環境の両方にどの程度の影響を与えるのか，どんな変革が必要なのかといった課題に目を向けるきっかけになるのではないでしょうか？

2章 遺伝子研究でヒトの健康は変えられるか？
ゲノム解析と医療

0 この章の概要

ゲノム医学研究の進展により，薬の効果や副作用に関わる遺伝子や病気のかかりやすさに関わる遺伝子が次々に見出されています．これらは病気の発生の仕組みを知ることに役立ち，新しい診断法や治療法の開発，さらに予防法の確立などにつながります．ここでは，肝炎治療薬の効果に関わる遺伝子および睡眠障害の発症に関わる遺伝子の研究を例に挙げて解説します．1人1人の個性に応じた医療（個の医療）の実現が期待されるいま，ヒトのゲノム解析研究および遺伝の知識の普及が望まれます．

1 病気とゲノム・遺伝子の関係

私達の**ゲノム**のサイズ（何個のDNAから成り立っているか）を知っていますか？ およそ30億塩基対から成ります．その中で，何箇所の塩基対が個人差を示すのでしょうか？ 近年のゲノム解析研究の進歩により，1000万以上の箇所で比較的ありふれた塩基の違い（**多型**）が認められました．さらに，まれに見られる変異については，もっともっと多くの種類があることがわかっています．これらの中から，どの変異がどんな病気にどのように関わっているのかを明らかにすることができれば，人々の健康や，より良い医療の実現に大いに貢献すると期待されます．この章では例を挙げて解説します．

さて，病気の発症に私達の遺伝子がどのように関わるかを考えると，「**遺伝病**」と「**多因子病（複合病ともいう）**」に大まかに分けられます（図2-1）．遺伝病は，ある1つの遺伝子のまれな変異型が発症のおもな要因となります．1つ1つの遺伝病の頻度はまれですが，とても種類が多いのが（世界で5000種類以上）特徴です．一方，多因子病では多数の遺伝子の変異型のみならず，生活習慣も含めた多数の環境因子も関わって発症します．頻度の高いありふれた病気や生活習慣病など身近な病気のほとんどは多因子病に分類されます．つまり，こ

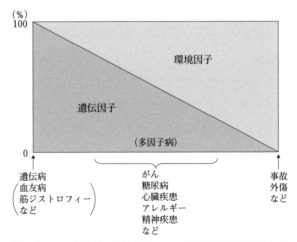

図2-1 さまざまな病気に関わる遺伝因子と環境因子の関係を表す模式図

れらの病気の発症は遺伝だけで決まるのではありませんが，多少とも遺伝が関わっているわけです．具体的には，高血圧，糖尿病，多くのがん，各種アレルギー，関節リウマチ，統合失調症などの精神疾患に加えて，結核などの感染症も含まれます．多因子病に関わる個々の遺伝子は，発症の危険因子または抵抗因子，言いかえれば「かかりやすさ」または「かかりにくさ」の要因の1つであると言えます．実際には，1つ1つの遺伝子の関わりの程度は違っていて，またそれらが合わさった効果も単純な足し算（相加効果）になるとは限りません．さらに，それぞれの「かかりやすさ」遺伝子や環境因子には地域・集団によって頻度差があるうえに，私達1人1人が持つ「かかりやすさ」遺伝子の組み合わせにも違いがあることになります．

2　薬の効き目は遺伝子で変わる？　肝炎治療薬の事例

世の中には多種多様な薬がありますが，人によってそれぞれの**薬の効果**や副作用に違いがあることが知られています．薬を服用する量や間隔は，小児期，思春期，成人期といった年齢帯ごとに一定とされ，多くの場合はそれで問題は起こりません．しかしながら，過去に社会問題となった副作用として，ペニシリンによるショック，サリドマイドによる先天異常などがあります．現代でも，多くの抗がん剤では効く人と効かない人がいて，しばしば副作用も起こることが知られています．さらに，まれではありますが，いくつかのワクチンや普通の風邪薬でさえ副作用が起きます．薬の効果や副作用を予測することができれば，より適切な医療を実現できるでしょう．近年の研究から，そこに私達1人1人の遺伝的個性が関わっていることがわかってきました．

C型肝炎ウイルスによって起こる慢性肝炎に対し，最も効果的な治療法は最近までペグインターフェロンα・リバビリン併用療法でした．ところがこの治療が効く患者が6割程度いる一方で，4割の患者には効かないこと，また発熱，筋肉痛，全身倦怠感などの副作用の発生が大きな課題でした．インターフェロンαはヒトがウイルスに感染した時に防御のために作るタンパクの1つです．実はインフルエンザにかかった時に出る発熱などの症状は，まさにインターフェロンαが引き起こすものです．研究者は当初，この治療が効く患者と効かない患者の違いは，感染したウイルスの型や患者血液中のウイルス量の違いによると推測しましたが，それではうまく説明できませんでした．私達はこの治療が効いた患者と効かなかった患者のゲノムDNAについて，**ゲノムワイド関連解析（GWAS）**という方法によりゲノム全域を探索し，19番染色体にある*IL28B*遺伝子の個人差（多型）が強く関わっていることを見出しました（Tanaka et al., 2009）（図2-2）．実は，同様の結果が，米国のグループ，オーストラリア・ヨーロッパのグループからも同時期に報告されました．研究の世界では，別々のグループが同時期に同じ発見をすることが時々起こります．ともあれ，従来，ウイルスの型や量が決めると考えられてきたインターフェロン療法の効果ですが，実際にはほぼヒトの遺伝要因で決定されていることの発見は大きなインパクトとなりました．*IL28B*遺伝子の検査をすることにより，この治療効果を約8割の

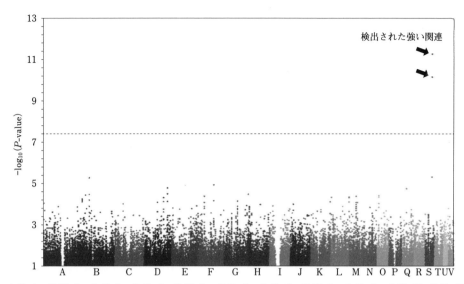

図 2-2 ゲノムワイド関連解析 GWAS によって，C 型肝炎インターフェロン治療の効果に関わる遺伝子が 19 番染色体上に見出された

確率で予測できることから，わが国で最も多く行われるヒトの**遺伝子検査**の 1 つになり，治療効果が期待できない患者の治療費や副作用を軽減することができました．さらに，急性の C 型肝炎患者の 2〜3 割は自然に治癒することが知られていますが，実はそこでも *IL28B* 遺伝子の個人差が関わっていることがわかりました（Duggal *et al.*, 2013）．興味深いことに，*IL28B* はインターフェロン λ の一種であり，治療に用いられるインターフェロン α と類似する仕組みでウイルス感染に対する防御作用を発揮すると考えられます．したがって，*IL28B* そのものが新たな治療薬の候補として浮かび上がったわけです．この例をはじめ，一般に薬の効果や副作用には少数の遺伝子が比較的強く関わっていることが多く，多因子病と遺伝病の中間的な特性を持つことがわかってきました．

なお，最近になって C 型肝炎に新しいタイプの治療薬が使われるようになりました．ほぼ全員の患者に効果が見られるので，今後はインターフェロン治療が減少すると予想されますが，新薬は価格が高いため途上国などではまだインターフェロン治療が多く用いられるとの予想もあります．

キーワード

ゲノムワイド関連解析（GWAS）：ヒトのゲノム全域をカバーするように 50〜100 万箇所の塩基多型を解析し，さまざまな病気や特徴との関連を統計遺伝学的に調べる方法です．ゲノムワイド関連解析によって，多くの病気へのかかりやすさ，および薬の効果や副作用に関わる遺伝子変異が見出されています．

肝炎：肝臓の細胞に炎症が生じて破壊され，肝臓の機能が損なわれる病気です．いくつ

かの原因がありますが，日本ではB型肝炎ウイルスの感染に起因する患者とC型肝炎ウイルスの感染に起因する患者が多く，それぞれ110〜140万人，190〜230万人と推定されています．適切な治療がされない場合には重症化し，肝硬変や肝がんに進行します．

ナルコレプシー：日中の耐え難い眠気で眠り込んでしまう（睡眠発作），笑い・興奮・など急激な感情の変化によって体の姿勢を保つ筋肉の力が抜ける（情動脱力発作），睡眠時に全身の力が抜けて体が動かせなくなる（睡眠麻痺），眠りぎわに強い恐怖感などを伴う幻覚を見る（入眠時幻覚）のが主な症状です．脳内タンパク質のオレキシンを産生する神経の破壊によって引き起こされます．ナルコレプシーの有病率は0.02〜0.18%と推定されています．

HLA（ヒト白血球抗原）：もともと白血球の血液型として発見されました．免疫機能に関わる細胞膜上に存在する糖タンパクで，免疫系が自己と非自己（外来の病原微生物など）を識別して応答するために重要な役割を果たしています．ABO血液型は4種類しかありませんが，HLA型は極めて多様です．6番染色体上に存在する複数の遺伝子群によってコードされています．

3 病気のかかりやすさに関わる遺伝子：過眠症（ナルコレプシー）とは？

病気のかかりやすさに関わる遺伝子の研究例を挙げます．**睡眠障害**は個人の健康にとって大きな問題であるばかりでなく，睡眠障害による生産性の低下をはじめ，欠勤，遅刻，早退，睡眠不足に関連する交通事故や産業事故による日本の経済損失が数兆円にのぼるとされ，大きな社会問題でもあります．代表的な過眠症である**ナルコレプシー**は，患者の親・兄弟ではナルコレプシーの発症リスクが10〜40倍であり，一卵性双生児の発症一致率が20〜30%であることから多因子病の1つと言えます．近年ナルコレプシーの感受性遺伝子が発見され，数々の謎につつまれたその病態が解明されつつあります．

ナルコレプシーに関して最初に見出された確かな遺伝要因は **HLA（ヒト白血球抗原）** です．日本人患者のほぼ100%，ヨーロッパ系患者の98%，アフリカ系患者の90%が HLA の特定の型を持っていますが（表2-1），同じ型は多くの健康な人々も持つことから，この型を持つ人のごく一部がナルコレプシーを発症するわけです．この HLA 遺伝子型を持たなければナルコレプシーの可能性がほぼないことから，**遺伝子検査**が診断の補助としても利用されています．

ナルコレプシーの発症には HLA 以外にも多くの遺伝子や環境要因が関わると考えられることから，新たな遺伝要因を見出すために**ゲノムワイド関連解析（GWAS）**を行いました．その結果，22番染色体上にある1個の塩基の個

表2-1 ナルコレプシー患者と健常者の中で特定のHLA遺伝子型を保有している人の割合（%）

	HLA-DQB1*06:02
日本人集団	
ナルコレプシー患者	100
健常者	12
ヨーロッパ系集団	
ナルコレプシー患者	98
健常者	22
アフリカ系集団	
ナルコレプシー患者	90
健常者	40

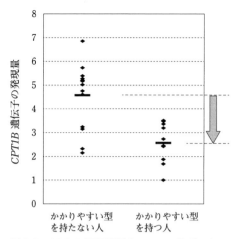

図 2–3 *CPT1B* 遺伝子近くの 1 つの塩基において，ナルコレプシーにかかりやすい型を持つ人は *CPT1B* 遺伝子の発現量が低い
注：図中の線は平均値．

人差（多型）を見出しました（Miyagawa et al., 2008）．この SNP の近くには，脂肪酸の分解（β 酸化）に関わる重要な酵素の遺伝子 ***CPT1B*** があり，かかりやすい型を持つ人はこの遺伝子の発現量が低いこともわかりました（図 2–3）．通常，炭素数が多い長鎖脂肪酸はミトコンドリアの内膜を通過することができません．しかし，長鎖脂肪酸から変換されたアシル CoA は，この酵素によって**カルニチン**と結合し，アシルカルニチンとなることでミトコンドリアの内膜を通過することが可能となり，β 酸化へと進み，エネルギーを産生します（図 2–4）．興味深いことに，カルニチン欠乏を起こすマウスの研究からもカルニチンや脂肪酸分解が睡眠に関わることが報告されていました．

これらのことから，先ほどのナルコレプシーと関連する塩基の多型のかかりやすい型を持つことで起こる *CPT1B* 遺伝子の発現量の低下が長鎖脂肪酸の β 酸化を抑制し，ひいては睡眠に影響を与える可能性があると考えました．そこで，

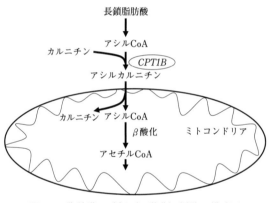

図 2–4 脂肪酸の分解（β 酸化）経路の模式図

ナルコレプシー患者における血清中のカルニチン代謝物を測定したところ，異常低値を示す患者が多いこともわかりました．さらに，これらの結果に基づいてカルニチンをナルコレプシー患者に投与する臨床研究を行い，カルニチン投与の効果を認めました（Miyagawa et al., 2013）．今後，より多くの患者さんで効果が認められるか，検証する必要があります．

ナルコレプシーの発症には他の多くの遺伝子も関わると考えられます．それらを見出すためには，国内，国外の研究機関との大規模な共同研究を行うことが必要です．例を挙げれば，私達も参加している国際共同研究グループによる成果として，14 番染色体上の T 細胞レセプター α 鎖の遺伝子多型も関わることを見出しました（Hallmayer et al., 2009）．実は，HLA 分子と T 細胞レセプター分子は免疫をコントロールする重要な役割を果たします．患者ではオレキシン（睡眠や食欲に関わる脳内タンパク）を作る神経細胞が，「**自己免疫**」と呼ばれる異常な免疫状態によって壊されているという発症の仕組みが想定され，

それを支持する実験結果も得られつつあります．このように，病気に関わる遺伝子を見出すことによって病気の仕組みの理解や治療法の開発に貢献できるわけです．

4　遺伝的リスクを知ることが病気の予防につながる

　ゲノム解析技術の急速な進歩を基盤とした人類遺伝学・**ゲノム医学**研究の進展によって，遺伝病のみならず，身近な病気の発症に関わる遺伝子や薬の効果・副作用に関わる遺伝子も明らかになってきました．肝炎のインターフェロン治療法の効果にヒトの遺伝子の個人差が強く関わっていることや，睡眠障害であるナルコレプシーが脂肪酸代謝や免疫と関わることは，かつては想像できないことでした．しかしながら，これらの発見によって治療法選択の改善，発症の仕組みの理解が進んだうえに，新しい治療法のヒントも生まれました．このような遺伝子が見出されることの意義は，病気になった結果ではなく，病気の原因を見ていることにあります．原因が解明されていない，もしくは有効な治療法がない病気については，とても有効な研究方法となります．将来は遺伝的リスクを未然に知ることで病気の予防にも貢献することでしょう．とはいえ，私達はさまざまな病気について，その遺伝要因の一部しか明らかにしていません．今後も国内外の大規模な共同研究を含めて，より一層の研究の進展が望まれます．

　さらに詳しく知るための文献を紹介します．

①徳永勝士（2009）「ヒトゲノムの多様性：ゲノムワイド多型研究のインパクト」『実験医学（増刊）』27(12): 1917-1922.

②徳永勝士（2014）「多因子疾患に関する大規模ゲノム解析研究の最前線」『MEDICAL TECHNOLOGY』42(3): 272-276.

③中込弥男（2011）『絵でわかるゲノム・遺伝子・DNA』講談社サイエンティフィク．

④新川詔夫・太田亨（2014）『遺伝医学への招待』南江堂．

⑤福嶋義光監修（2013）『遺伝医学やさしい系統講義18講』メディカル・サイエンス・インターナショナル．

3章 新型インフルエンザが近未来に出現したら？
危機管理と健康

0 この章の概要

インフルエンザは爆発的に流行して，しばしば重症化や死亡につながります．毎年流行する季節性インフルエンザも重大な影響を及ぼしますが，数十年間隔で出現する**新型インフルエンザ**はさらに深刻な脅威です．この章ではインフルエンザの医学的な特徴を知るとともに，社会的な問題点について考えます．

1 新型インフルエンザが大流行したら!?

2009年の春から新型インフルエンザウイルス（正式には A/H1N1 パンデミック）が大流行しました．秋には小・中学校の友だちがつぎつぎと罹りましたし，新聞やテレビでも連日報道され，日本国中が大騒ぎでした．でも終わってみると，結局は大した事件ではなかったようにも思われます．あれはいったい何だったのでしょうか？ 次にまた新型インフルエンザが出現したら，どうしたらよいのでしょうか？

インフルエンザに関する日本や世界の統計は，国立感染症研究所や厚生労働省の作成したウェブサイトに出ています．2009年には新型インフルエンザがメキシコから全世界へ拡大し，世界でおよそ10億人が罹り，少なくとも1万5000人以上が死亡しました．日本でも，医療機関を受診した患者だけでも2000万人にのぼりましたが，死亡数は少なく，たった200人ほどでした．日本の死亡率は，世界中でいちばん低かったのです（図3-1）．だから日本国内では，大したことではなかったように感じられたのです．しかし，世界的には大きな問題で，グローバル化した世界での対策の難しさが浮き彫りになりました．

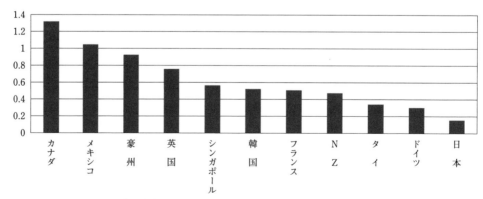

図3-1 2009年の新型インフルエンザによる死亡率（人口10万対）の国別比較
各国政府・WHO ホームページから厚生労働省が作成したグラフ．ただし，死亡率の定義など国により異なるので，単純な比較はできない．なお，このグラフにない米国の推計死亡率は3.96と，さらに高い値が見積もられた．

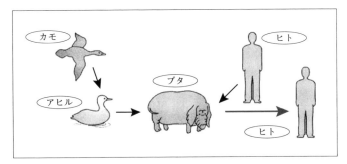

図 3-2　鳥インフルエンザから新型インフルエンザへ（遺伝子再集合）
①鳥インフルエンザウイルスが，野生の鳥（カモ）から家禽（アヒル）に，家禽から家畜（ブタ）に感染する．
②同時にヒト（養豚業者？）から家畜（ブタ）にヒトのインフルエンザウイルスが感染する．
③同一のブタ細胞にヒトインフルエンザと鳥インフルエンザが共存した結果，両者の遺伝子の混じった新型インフルエンザが発生する．
④新型インフルエンザウイルスが家禽（ブタ）からヒトに感染する．

2　鳥インフルエンザから新型インフルエンザへ

　ヒトのインフルエンザは，ヒトからヒトへと感染しやすい性質を持っています．理由は，ウイルス遺伝子の構造がそのようになっているからです．いっぽう鳥インフルエンザにはそのような性質も，遺伝子の構造もありません．しかし万一，鳥インフルエンザの遺伝子がヒトインフルエンザと似たものに変化すると，ヒトの間で流行しうるウイルスに変わってしまいます．鳥インフルエンザから新型インフルエンザの発生です．

　そのような変化のしくみとしていくつかの可能性が考えられていますが，過去の新型ウイルス（1968 年の A/H3N2）で現実に起きたのは「遺伝子再集合」というプロセスです．この場合，1 つの動物の細胞に鳥ウイルスとヒトウイルスが同時に感染し，両者の遺伝子が混ざりあって新型のウイルスが発生します（図 3-2）．では，どの動物の体内で，そのようなことが起きるのでしょうか？

　その答えはブタです．理由の第一はそれぞれの動物が罹る A 型インフルエンザの種類にあります．哺乳類の中でもウマなどのレパートリーはヒトと全然違いますが，ブタのレパートリーはヒトにそっくりです（図 3-3）．第二はブタが家畜として，ヒトと近い場所で飼われていることです．ブタには鳥から鳥インフルエンザ，ヒトからヒトインフルエンザが同時に感染する可能性がじゅうぶんあるのです．2009 年の新型ウイルスについて遺伝子の構造を調べた結果，このウイルスはヒトとブタとトリのウイルスが複数回にわたり遺伝子再集合を繰り返した挙げ句に出現したものであることが判明しました．

> **キーワード**
>
> **インフルエンザの特徴**：インフルエンザは，インフルエンザウイルスによる急性の感染症です．患者の咳やくしゃみを介してうつります．乳幼児から老人まで，一生の間に何度も罹ります．毎年人口の 5～10% が罹る，罹病率のとても高い感染症です．

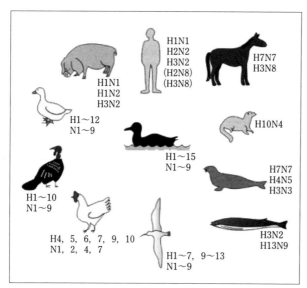

図3-3　A型インフルエンザは人畜共通感染症である
宿主動物（哺乳類，鳥類）の種により，どの亜型に感染するかが異なる．野生の鳥（カモなど）が主な宿主であり，いちばん多くの亜型に感染しうる．哺乳類の中ではブタがヒトに似た感受性を持っている．
『Medical Tribune（感染症版）』2005年10月13日号より転載．

「普通かぜ」と違うインフルエンザの特徴として，伝染力の強いこと，潜伏期（感染から発病までの，無症状の時期）が1～3日と短く急激に発症すること，全身症状（高熱，倦怠感，食欲不振など）が強く気道症状（咳や鼻水）より先に出現すること，大流行しやすいこと，肺炎（老人に多い）や急性脳症（幼児に多い）などの形で重症化しやすいことがあります．

季節性インフルエンザと新型インフルエンザ：インフルエンザウイルスにはA型とB型があり，毎年両者が流行します．ウイルスは毎年少しずつタンパクの構造を変化させており，これを小変異といいます．またA型は10～40年間隔で大規模な変化を生じることがあり，これを大変異といいます．例年流行っている，昨年と似ているが小変異の加わったインフルエンザを「季節性インフルエンザ」，数十年ごとに出現する大変異したインフルエンザを「新型インフルエンザ」と呼びます．遭遇したことがないため，新型には誰も免疫がついていません．そのため季節性より流行が大規模になり，症状が重くなり，死亡数も増える傾向が強いのです．また，流行の季節性も変わることがあります．日本では，季節性インフルエンザは冬（12～3月）に流行しますが，2009年の新型インフルエンザは秋（9～12月）に流行しました（図3-4）．

鳥インフルエンザ：A型インフルエンザはヒト，ブタなどの哺乳類，カモ，ニワトリなどの鳥類が共通して罹る病気です．実は，本当の主役はカモなどの野生の鳥です．ヒトが罹るA型ウイルスはA/H1N1やA/H3N2などせいぜい3～5種類ですが，カモではそれ以外にもたくさんあって，数十種類以上にのぼるのです（図3-3）．渡り鳥はそのルートに沿って世界の広い地域にウイルスを広めます．違う種類の鳥の間で，たとえば野生の鳥（カラス）から家禽（アヒル）へ，ウイルスが感染することもしばしばあります．

鳥類がインフルエンザに罹っても，症状はせいぜい下痢くらいの軽いものです．ウイルスは呼吸器と消化器にしかいません．これを低病原性鳥インフルエンザと言います．しかし，A/H5N1など少数の型は重い症状を生じて死亡を招き，ウイルスは脳，筋肉，卵など全身に広がります．これを高病原性鳥インフルエンザと言います．

鳥インフルエンザは基本的には鳥類の病気です．ただし例外的ですが，A/H5N1がヒ

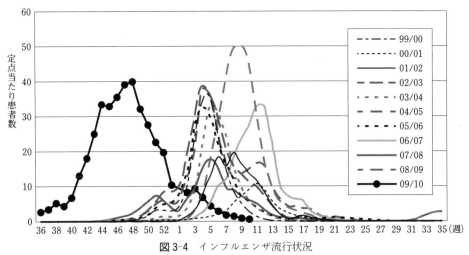

図 3-4　インフルエンザ流行状況

新型（2009/2010 シーズン，黒線）と季節性（1999/2000〜2008/2009 の 10 シーズン，破線やうすい線）の比較．1 年の最初の週が第 1 週，最後の週が第 52 週．季節性インフルエンザは冬に流行して 1〜2 月にピークを迎えるが，2009 年の新型インフルエンザは秋に流行して 10〜11 月にピークに達した．

トに感染して，肺炎，脳炎，多臓器不全をともなう超重症の病気から死亡に至った例もあります．致死率は 50% を超えました．高病原性インフルエンザは，鳥だけでなくヒトにおいても重症の病気を生じうるのです．

3　2009 年の日本における新型インフルエンザへの対応

2009 年 4 月，北米で新型インフルエンザが発生したというニュースはすぐに世界中に広がりました．これを受けて日本では次々と新型インフルエンザ対策が講じられましたが，そのいくつかは失敗に終わりました．その内容と失敗の原因を振り返ってみましょう．

4 月の段階では日本国内にはまだ感染者がいなかったので，海外から国内へのウイルスの持ち込みを阻止することに対策の主眼が置かれました．「水際作戦」と名付けられたこの対策は，国際空港に北米から帰国した飛行機の乗客のうち発熱者を見つけ，インフルエンザの検査をして，陽性だったら隔離しようというものでした．しかし 5 月には国内での初の感染者（海外渡航歴なし）が確認され，検疫をすり抜けて入国した感染者からの二次感染と推定されました．間もなく国内での感染拡大が明らかとなり，水際作戦は縮小せざるを得なくなりました．この失敗の主たる原因は，飛行機の速さにあります．つまり潜伏期（1〜3 日）より飛行時間（10〜15 時間）の方が短いので，米国で感染してもまだ症状が現れない（熱が出ない）うちに日本に入ってしまうケースがじゅうぶんあり得たのです．

5 月には国内，とくに関西地方で感染が拡大し始めたため，全国の医療機関に「発熱外来」が設置されました．発熱して「新型インフルエンザかも？」と思った患者に，まずは相談センターに連絡してもらい，指定された発熱外来を受診させることにより，インフルエンザ患者とそれ以外の患者が違う場所を動くよう分けよう（院内感染を防ごう）という目的でした．しかし関西では発熱外来に患者が殺到してすぐにパンク，発熱外来以外の医療機関にも患者が自己判断で押し寄せました．結局これも失敗に終わったのですが，その

原因は今回の新型インフルエンザの病気の性質（予想していたものより軽症だった），日本の患者の行動（病院へのアクセスは良くて当然と考えている），日本の病院の構造（狭くて余裕がない）に合わなかったことにあります．

　6月以降，国内の感染者数が増加し，ワクチン接種が次の対策となりました．しかし新型ウイルス用ワクチンの製造が間に合わず，需要が供給を上回ったため，限られたワクチンを注射する優先順位や接種回数が問題となりました．なぜなら優先順位の基準は複数あり，どれを採るかにより対象がガラリと変わるからです．具体的には「重症化しやすい人」優先なら幼児や老人や慢性疾患を持つ人，「流行を拡大しやすい人」優先なら学校の児童や生徒，「社会的影響の大きい人」優先なら医師や政治家や運転手といった人たちになるのです．接種回数を2回にすれば，1回の場合より効果が強まりますが，接種できる人数は半減してしまいます．とても難しく，医学的だけでなく政治的な判断も入り，方針は二転三転しました．11月まで流行の拡大が続き，国民の多くがワクチンを希望して限られたワクチンを奪い合う状況が続きました．しかし12月以降，流行が急に終息したころになってワクチンの国内での生産量も海外からの輸入量も急に増えました．すでにワクチンを欲しがる人は少なくなっており，ワクチンが未使用のまま廃棄される状況へと急転してしまいました．

　日本では，2009年より何年も前から，きたるべき新型インフルエンザに備えてさまざまな対策が前もって考えられていました．しかし現実に新型が発生すると，予想と大きく異なる事態が次々と発生して，失敗や混乱を生じてしまったのです．一方で，それにもかかわらず，日本での新型インフルエンザによる死亡率は世界一低い，良い数字だったことは前に述べたとおりです．その理由としては，国民の医療に対する意識の高さ，国民皆保険制度に支えられた医療アクセスの良さ，医療機関の医療レベルの高さによって大多数の患者が適切な検査と治療を受けられた事実を指摘することができます．このように2009年は，日本の保健・医療の短所と長所がはっきり現れた1年でした．

4　近未来の新型インフルエンザに備えるには？

　20世紀以降，世界は4回の新型インフルエンザ発生を経験しました．1918年（旧A/H1N1），1957年（A/H2N2），1968年（A/H3N2）そして2009年（新A/H1N1）です．幸いにしてどれも低病原性鳥インフルエンザ由来でしたが，それでも新型ウイルス出現時には世界的に大流行し，多くの重症患者と死亡者を出しました．近未来，次に来るインフルエンザは高病原性と低病原性のどちらでしょうか？　現在，鳥類で流行しているウイルスの多くは低病原性であり，高病原性は少数派なので，確率としては低病原性の方が高いでしょう．そうであれば，今回（2009年）の新型と大きく様相が異なるものにはならないかも知れません．しかし高病原性の可能性も否定はできません．この場合は，致死率50％以上の超重症の新しい病気とヒトが初めて遭遇することとなり，大げさな言葉を使うなら人類破滅の危機とも言える状況です．

次の新型インフルエンザを迎え撃つ大原則は，大流行を予防・阻止し，発生を遅らせ，発生リスクを最小限度に抑えること（図3–5）により，社会の活動と機能を維持することです．対応する多くの組織を計画的に構築し，連携を図ります．早期に発見（迅速検査），判断（リスクアセスメント），対応する**サーベイランス**の体制を築きます．流行の予防と封じ込めのため，鳥インフルエンザ対策（早期発見と対応，病気の野鳥・家禽の処分），一般的注意（ひとびとの予防行動と準備），公衆衛生上の介入（渡航制限，検疫，患者の隔離），抗インフルエンザ薬（事前備蓄と供給），ワクチン（緊急開発，増産，接種方針），社会機能の危機対応（医療サービス，運輸・物流，交通，治安など），医療（医療従事者，施設，ベッドの確保，患者搬送，医薬品・医療機器確保，院内感染対策），情報の供給と共有（リスクコミュニケーション）のすべての面にわたって，精緻かつ柔軟な対応を用意しておくことが必要です．

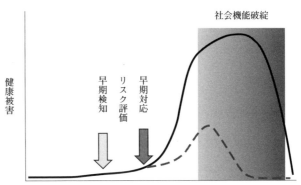

図3–5 新型ウイルス出現の早期検知と早期対応

新型インフルエンザによる国民の健康被害や社会への悪影響をゼロにすることは不可能である．しかし，早期検知と早期対応により，それらの発生の時間を遅らせ，規模を小さくすること（実線から破線へ）はできる．

世界保健機構（WHO）は2004年3月，専門家会議を開いて以下のコンセンサスを発表しました．

1) 新型インフルエンザの出現阻止は不可能で，近い将来，世界を席巻する大流行が起こる．
2) その際にはすべてのヒトが免疫をもたないため，大きな健康被害が出る．
3) いかに健康被害を最小限に抑えるかは，事前の準備にかかっている．
4) そのための準備期間をどう稼ぐかが，現時点での課題である．
5) その間に新型インフルエンザへの対応計画を確立し，実施を図る．
6) 一斉罹患による社会機能の破綻を防ぐ必要がある（**危機管理対応**）．

この提言は，現実には2009年の新型インフルエンザによる世界的流行には間に合いませんでした．しかし近未来には，次の新型ウイルスが控えています．提言の趣旨は現在もなお生きており，これから実行に移されなければなりません．

4章 感染症の脅威とどう闘うか？
くすりの開発とグローバルヘルス

0 この章の概要

　健康を保つためには病気を予防し，もし病気になったら病院に行って診断してもらい，その原因を取り除くことが一般的です．病気の種類にもよりますが，外科的な処置では治らない病気の場合は「くすり」を使って治療します．しかし，これは先進国での話です．世界中のだれもが必要な医療・保健サービスにアクセスできるようにとの Universal Health Coverage（UHC）の考え方が地球規模の課題とされ，国連の最新の目標になっていますが，アフリカなどの発展途上国では病院に行くのに1日以上かかる地域もまれではありません．現在，どのような「くすり」がどこで，どのように必要なのかを考えてみましょう．

1 感染症の脅威が世界中に広がっている

　さまざまな病気がありますが，ここでは多くの命を奪っている感染症について考えてみたいと思います．感染症で撲滅に成功しているのは唯一，天然痘だけです．みなさんが知っている「3大感染症」の，エイズ・結核・マラリアの他にも，「**新興・再興感染症**」と呼ばれる感染症の分類法があります（北，2016）．2014～2015年にかけて西アフリカで発生したエボラ出血熱や，狂牛病（ウシ海綿状脳症）などがこの中に含まれます．そして，最近注目されるようになってきたのが「**顧みられない熱帯病**」です（ホッテズ，2015）．また，先進国でも安心はしていられません．抗生物質の効かない，いわゆる薬剤耐性の細菌が病院内ばかりでなく，病院の外でも増えています．インフルエンザや下痢症ウイルスで亡くなる乳幼児やお年寄りばかりでなく，交通手段の発達と人々の活発な行き来によって病原体が運ばれ，悪性の感染症があっという間に先進国も含めた世界中に広がる危険性はますます高くなってきています．

2 数十億の人々が感染症で苦しんでいる

　日本人の死因は1位が悪性新生物（癌），2位は心疾患ですが，感染症である肺炎は脳血管疾患と常に3～4位に位置しています（厚生労働省，2010）．原因がはっきりしていて，くすりもあるのに．今後，高年齢層が増えればその割合も高くなると考えられます．また，日本は結核中進国と呼ばれています．実際，2015年に新規登録患者は2万495人といまだに2万人を越え，死亡者も2084人と先進国の中では群をぬいています（厚生労働省，2014）．また，新たなエイズの患者数も上昇傾向です．インフルエンザは毎年1000万人以

上が感染し，死者を出しています．その流行によって生じた死亡を推計する超過死亡概念によれば，インフルエンザによる年間死亡者数は，約1万人と推計されています．世界に目を向ければ，その数は約25〜50万人，そして3大感染症による死者は300万人を越える数字となっています（厚生労働省「新型インフルエンザに関するQ&A」）．

そればかりではありません．顧みられない熱帯病は，熱帯地域において貧困層を中心に蔓延している寄生虫や細菌感染症のことで，世界中で10億人以上が苦しい生活を余儀なくされているのです．しかも市場原理が働かないことから，ワクチンや薬剤の開発もほとんど行われてこなかったのが事実です（北他，2015）．

キーワード

病原体：病原体にはウイルス，細菌，真菌と寄生虫があります．ウイルスは核酸・タンパク質・脂質から構成され，自分だけでは増殖できないことから「無生物と生物の間」とも呼ばれています．細菌は細胞構造を持っていますが，単細胞で核やオルガネラがありません．一方，真菌や寄生虫は真核生物で宿主であるわれわれ哺乳類と似ていることから特効薬は少なく，ワクチンはありません．多細胞の寄生虫であるフィラリアによって引き起こされる河川盲目症に対するイベルメクチンを開発した大村智博士とウィリアム・C・キャンベル博士，また抗マラリア薬アルテミシニンを開発した屠呦呦博士らが2015年のノーベル生理学・医学賞を受賞したのも，抗寄生虫薬開発の難しさを克服した点が評価されたからです（北，2015a）．狂牛病の病原体はプリオンと呼ばれるタンパク質であり，生物ではありません．

撲滅，排除，制圧，対策：感染症への対応の状況をあらわす言葉です．「撲滅あるいは根絶（eradication）」は地球上，ある国，地域に患者が1人もいない状態を示します．「排除（elimination）」は伝播しない程度まで有病率が下がった状態をあらわしていますが，ただし「撲滅」とは異なり，公衆衛生対策を続ける必要が残っています．「排除」はその地域における「撲滅に近い状態」ですが，他の地域から病原体を持ち込まれる危険性もあり，その対策をやめることはできません．「制圧」は感染症を抑え込むという意味で，"control"と訳されますが「排除」に近い場合もあります．「対策」は感染症に対応して介入を行うことで，英語ではやはり"control"と訳すこともあります（ホッテズ，2015）．

薬剤耐性：病原体がくすりに対して抵抗性を獲得し，くすりが効かなくなったり，効きめが悪くなったりすることです．感染症ばかりでなく，がん細胞でも見られる現象であり，さまざまなメカニズムがわかっています．ペニシリン耐性のように薬剤を分解したり，細菌のテトラサイクリン耐性やがん細胞の多剤耐性のように薬剤を外へくみ出す機構が知られています．また，薬剤の標的となる病原体の分子に変異を導入することで薬剤の効きめを低下させることもあります．エイズやインフルエンザなど多くのウイルスがこの戦略をとっています．

新興・再興感染症：新興感染症は，それまで知られていなかった新しく認識された感染

表 4-1 顧みられない熱帯病

	感染症	治療や予防の手段		有病者
1	狂犬病	○		<10万人
2	デング熱		*	5,000万-1億人
3	ハンセン氏病	○		50万人
4	ブルーリ潰瘍（*Mycobacterium ulcerans* による皮膚潰瘍）			<10万人
5	<u>アフリカトリパノソーマ症</u>		*	<10万人
6	<u>シャーガス病</u>		*	1,000万人
7	<u>リーシュマニア症</u>		*	1,000万人
8	<u>メジナ虫症</u>	○	*	≦1,000人
9	<u>リンパ系フィラリア症</u>	○	*	1億人
10	<u>オンコセルカ症</u>	○	*	2,000-3,000万人
11	<u>土壌媒介性蠕虫症</u>	○		19-22億人
12	<u>肝蛭症</u>	○	*	5,000-6,000万人
13	<u>住血吸虫症</u>	○	*	2-6億人
14	<u>有鉤嚢虫症</u>	○	*	2-300万人
15	<u>エキノコックス（包虫症）</u>			30万人
16	トラコーマ（クラミジアによる急性および慢性角結膜炎）	○		2,000万人
17	イチゴ腫（Yaws，熱帯性非性病性スピロヘータ症）	○		不明

注：下線は寄生虫疾患を示す．○は治療や予防の手段のある疾病，*は昆虫によって媒介される．

症である地域，あるいは国際的に公衆衛生上問題となる重要感染症で，病原性大腸菌 O-157，新型コレラ，クリプトスポリジウム症，エイズ，エボラ出血熱，ヘリコバクターピロリ菌，C 型肝炎，狂牛病などが含まれます．一方，後者は，既知の感染症ですでに公衆衛生上問題とならない程度にまで患者数が減少していた感染症のうち，再び流行して患者数が増加したもので，結核やマラリア，劇症型 A 群レンサ球菌，ペスト，ジフテリア，百日咳，サルモネラ，コレラなどがあります．

顧みられない熱帯病（Neglected Tropical Diseases: NTDs）：世界保健機関（WHO）により現在 17 の感染症が指定されています（表 4-1）．これは 3 大感染症以外の熱帯病の対策について，疾患別の縦割りの対策では到底その排除や根絶は不可能であるとの考え方によるものです．このなかには狂犬病やデング熱のようなウイルス性の感染症もあれば，ブルーリ潰瘍やハンセン氏病など細菌性のものもあります．しかし，半数以上がアフリカトリパノソーマ症や土壌媒介性蠕虫症など寄生虫疾患です．なぜ，だれに「顧みられていない」のでしょうか？ 実際に被害を受けているのは辺境地域，都市スラムなどに住む社会的弱者や最貧困層であり，まず社会から顧みられていません．そのため国や国際社会に必要性の声が届かず，政治的交渉力も欠如しており，また，紛争によってその状況はさらに悪化しています．そして決定的なのは，経済的弱者の疾病であり開発経費の採算が取れないために製薬企業から顧みられてこなかったのです．すなわち「顧みられない人々の熱帯病」なのであります（北，2016）．

3 感染症のくすりと大村博士のノーベル賞

くすりの歴史は古く，人類とともに発展してきたと言ってもよいでしょう．そのなかで感染症やがんの治療法としての「**化学療法**」を忘れてはなりません．現在，「化学療法」

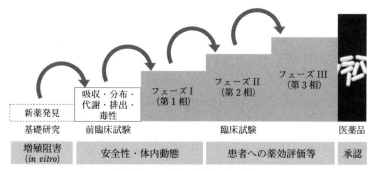

図4-1 くすりを開発する方法

は狭い意味では「抗がん剤によるがんの治療」ですが，広い意味では「感染症の治療」も含みます．なんとか私たちには害を与えず病原体だけを死滅させることはできないかと考えていた**パウル・エールリッヒ**が，19世紀半ばから後半にかけてドイツで当時台頭してきた合成染料の産業化に伴うさまざまな色素類と生体物質の特異的な結合に気づき，「魔法の弾丸」と呼ばれる概念を思いついたのです．そして1909年，ウサギで梅毒の感染モデル系を確立していた秦佐八郎が日本から参加し，1年以上も棚の上で眠っていた抗梅毒薬サルバルサンを見出しました．これはもともとヒ素を含む化合物で「606番目」に合成されたもので，606回も1つずつ丹念に合成を試みた努力による貴重な結果でした．医学の進歩は歴史の動きとも深く関わっています．これらの薬剤開発の研究はマラリアに効果を示したメチレンブルーや抗トリパノソーマ薬としてのトリパンレッドなどの抗寄生虫薬の開発にはじまっています．すなわち，当時ヨーロッパ帝国主義がアフリカやアジア，インドなどに進出し，そこでマラリアや眠り病，そしてさまざまな細菌感染症に悩まされたことに端を発しているのです（マン，2001）．

　くすりを開発する方法は，現在もエールリッヒの頃とそれほど変わってはいません．病原体にとって必要不可欠な標的を見つけ，その機能を低下させたり破壊する化合物を試験管の中で探し，動物で効果を確認したのちに安全性試験を経て，実際に患者の治療を試みるのです（図4-1）．しかし，生命科学を含むあらゆる科学分野のめざましい進展によって，ヒトや病原体に関する情報量は飛躍的に増え，また，コンピュータによる薬剤のインシリコ分子設計も成果をあげつつあります．副作用に関する予測も以前に比較して格段に正確になってきています．しかし，これを実際のくすりまで持っていくには多くの人々の努力と協力が必要です．その例として2015年にノーベル生理学・医学賞を受賞した**イベルメクチン**を紹介しましょう．

　北里研究所の大村博士は米国のマックス・ティシュラー教授のもとで研究を行っていましたが，研究費を確保するためにメルク社と国際共同研究を約束して帰国しました．大村博士は動物のくすりと酵素阻害剤の発見をめざして有望な微生物を探し，試験管での評価を担当しました．メルク社は動物実験を担当しました．大村博士のグループは常にビニール袋とスプーンを持ってサンプルを採取し，その中に含まれる微生物の産生する物質の評

価を行いました．そして静岡県伊東市川奈のゴルフ場近くで採取した土壌中にいた放線菌が生理活性物質を産生していることを見出し，米国に送りました．そしてメルク社のキャンベル博士が抗線虫作用を示す化合物エバーメクチンがあることを見出しました．そして構造活性相関の結果から，そのジヒドロ体であるイベルメクチンが最も有効であることを突き止めました．1981年に農薬，動物薬として販売が開始され，また開発研究の過程でノミやダニなどの病害虫にも有効であることが判り，農業や家畜の分野でも用いられています．しかも，イベルメクチンの効果はそれだけではありませんでした．フィラリアによる河川盲目症の治療・予防に極めて有効な事が明らかになったのです．そして年に1回飲むだけで効果を示すイベルメクチンは，北里研究所が人体用として販売される特許料を返上することによってメルク社からアフリカの流行地への無償供与が決定しました．これは現在も継続されており，年間1億数千万人に提供され4万人以上の人々を失明から救っています（供田他，2016；北，2015b）．

　このようなくすりの開発の基本は，抗感染症薬ばかりではありません．世界の死亡者の60％以上をしめる「非感染症疾患」については今後，発展途上国でも先進国型の病気の増加が予想されています．アルツハイマー型認知症に対するアリセプト，コレステロール薬のメバロチン，肺がんに有効なアレクチニブなど多くのくすりが日本の国内そして国外との共同研究から患者のもとに届いているのです．

4　熱帯医学からグローバルヘルスへ

　「くすり」とはなんでしょうか？　その定義は教科書的には「ヒトや動物の疾病の診断・治療・予防のための薬品」です．これまでに人類は多くのくすりを自然の中から見出し，その恩恵を受けてきました．そして現在ではゲノム情報から標的を探しコンピュータで設計して，より強力で副作用の少ないくすりを創ることが可能になってきました．「創薬」です．また，これまでの低分子の化合物を中心とした化学療法に対して，タンパク質や核酸による治療法の開発もスピードアップしています．貧血薬のエリスロポエチン，糖尿病を治療するインスリン，ウイルス性肝炎に対するインターフェロン類などは以前から臨床で用いられていましたが，現在ではがんに対する抗体医薬などの開発が進んでいます．

　しかし，くすりの開発には解決すべき多くの問題があります．1つは新しいくすりを実用化まで進めるためには十数年の長い時間がかかることとともに，数十億から数百億円の巨額の開発費が必要とされる点です．また，開発の途中で重大な副作用が見つかる場合もあります．さらに通常，新しいくすりの特許は申請してから20年で終了します．延長が認められても5年が最長であり，特許の期限が切れてから作られる後発医薬品（ジェネリック医薬品）の存在もあります．もう1つは「格差」の問題です．何百万円もかかる治療を受けられる患者は多くはありません．命と経済力の引き換えが行われて良いのでしょうか？　また，高額な治療は保険システムに大きな損害を与えます．この問題は日本をはじめとする先進国の問題ですが，それ以上に深刻なのは発展途上国における国や地域の格差

です．

　かつて「熱帯医学」はヨーロッパ列強の植民地政策の中で生まれてきました．ここでは列強諸国からの渡航者，そして労働力としての現地住民が対象でした．そして20世紀半ばから国際医療協力の立場から**国際保健学**が出てきました．公衆衛生学を背景に先進国政府による開発援助がその中心でした．21世紀に入り，このような格差を排除し，地球規模の課題として取り組む「グローバルヘルス」の考え方が新たに導入されつつあります．さらに「One Health」や「Planet Health」まで出てきました．ここで大切なのは，「地球は1つ」ということです．世界中を一気に「グローバルスタンダード」でまとめあげることは不可能ですし，人々や地域の多様性はもっとも大切にすべきものです．これは1つの企業や大学，研究所，そして国や国際機関の努力だけでは解決不可能な問題です．それではどうしたら良いのでしょう？　さあ，みんなで一緒に考えましょう．

5章 あふれかえる化学物質の安全性を明らかにするには？
環境汚染化学物質とヒトの健康

0 この章の概要

　福島原発事故は，あの大震災時にあらゆる人々に恐怖心を与え，その後発生した放射性物質汚染の問題は現在でも深刻です．しかし振り返ってみれば，核汚染物質の曝露に匹敵する甚大な被害をもたらした「公害」という化学物質による環境汚染・健康影響問題の歴史が日本にはあります．ともすれば忘れられがちな，この「負の遺産」は，未来の人間社会において再考されるべき多くの価値ある教訓を含んでいます．負の歴史は繰り返され，人類は自ら作り出した「モノ」によって破綻するかもしれません．この章では，日本の公害や環境汚染化学物質問題の歴史を，今一度振り返り，現在あるいは今後経済活動と共に発生すると予想される化学物質とヒトの健康の問題について考えてみましょう．危険な化学物質から身を守ることは，製造規制や基準値を作ることで簡単に解決できそうに思っている人は多いのではないでしょうか．実はそうではないのです．科学のできることには限界があります．未来の問題解決に向けた知恵をどのように出していくのか考えてみましょう．

1 化学物質による環境汚染問題の歴史に学ぶ

　前世紀を眺めると，水俣病・イタイイタイ病・アスベスト（石綿）問題・ダイオキシン問題など多くの公害事案がありました（図5-1）．ここでは**水俣病**と**ダイオキシン問題**を取り上げてみます．

　水俣病は，アセトアルデヒド生産工程における触媒の副産物である**メチル水銀**が付近の海に流れ出し，食物連鎖の結果，体内に濃縮された魚介類を摂取した住民に中枢神経系障害・中毒による多くの被害者を出した人為的災害です．死者は100名を超え，発生後数十年を経てなお，原因企業・国と原告団の間に救済のための認定基準等，多くの問題を残しています．事件が発生した当時，メチル水銀の毒性に関する知識が不足していたこともあり，原因物質が特定されるまでには長い時間を要しました．中枢神経系だけがなぜ高感受性に影響を受けるのか分子的なメカニズムにはいろいろな説があり，今なお明らかになっていません．特に注目したいのは「胎児性水俣病」で，摂取した妊婦である母親にはそれほど顕著な健康影響が見られなかったにもかかわらず，生まれた子供に重篤な障害が発生しました．メチル水銀のこのような胎児固有の影響はヒトに特徴的で実験動物では認められません．このことは，メチル水銀の化学物質健康リスク管理の難しさを物語っています．

　ダイオキシン問題は，ベトナム戦争時に米軍が大量に投下した枯葉剤と呼ばれる農薬に含まれた極微量のダイオキシン類によって，対象国民や米兵にさまざまな健康被害が生じ

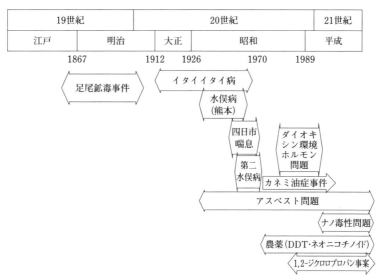

図5-1　19世紀から今日までの日本における公害および関連の事件・事案

たとされる事案からスタートしました．米軍の投下した総量8万キロリットル以上の枯葉剤の中に含まれた2, 3, 7, 8-テトラクロロジベンゾパラダイオキシン（**TCDD**）はわずか200 gであったとの計算があります．ベトナム帰還兵や住人は，この物質への曝露レベルが高いほど，子供に奇形児の発生頻度が高いとの報告がなされました．実際，微量のTCDDを妊娠マウスに投与することで口蓋裂（口の中の上あごが割れている奇形）が発症し，動物実験としてもエビデンスが得られました．

　一方，1980年以降の先進国，特に米国内でも化学工場周辺や，プラスチックの焼却によるダイオキシン類の非意図的集積や生成による環境汚染問題が取りざたされるようになりました．さらに，ダイオキシンのみならず，他の農薬や化学物質がホルモン様作用を持つという環境ホルモン問題が世界各国で注目を集めました．その代表的出版物に**シーア・コルボーン**博士らの『奪われし未来』がありました（コルボーン他，2001）．ダイオキシンを含め，これら化合物によるヒトへの健康被害がどれほどのものであるのか現在でも定かではありません．なぜなら，速やかな予防原則に基づいた施策がなされたからです．ベトナム戦争終焉・冷戦終了と共に訪れた1980～1990年頃のコルボーンを代表とする環境学派による活動が，**地球環境**の健全化にいかに貢献することとなったのかは，後世の研究で明らかとなり，多くの人が驚くことになるかもしれません．

2　今後懸念される化学物質問題

　水俣病のような，ヒトの健康に大きな影響を与える類似の問題が発生しないとは言い切れません．例えば，**ネオニコチノイド**系と言われる化学物質は新世代の安全の高い農薬として開発されましたが，ミツバチの集団を減少させる原因であることが科学的に立証され始め，欧州では使用禁止になっています．しかし日本では，まだ十分な規制はなされてい

ません（農林水産省，2015）．また，**ナノマテリアル**と呼ばれる物質はヒトにどのような影響がでるのか，ほとんどわかっていません．しかし，ナノマテリアルの 1 つであるカーボンナノチューブには**アスベスト**と類似の毒性（発がん性）があることが動物実験で報告されています．ナノマテリアルの種類は非常に多く，いかなる生体影響が存在するのか 1 つずつ調査するにはコストの問題が発生します（化学物質問題市民研究会「ナノテク問題と社会的影響」）．また最近でも，ジクロロプロパンのような予想を超えた事案が発生しました．この物質は発がん性があることが指摘されていたものの，動物実験によるデータがあるのみでした．印刷工場における洗浄剤に多量に使用されていましたが，多くの従業員に胆管がんが発症し，2013 年に特定の事業所で 40 名以上の死者を出していることが発覚しました．発がん性物質の安全性を評価する IARC は，それまで発がん性危険度分類のグループ 3（ヒトに対する発がん性が分類できない）であった 1,2-ジクロロプロパンをこの事件を受けてはじめてグループ 1 に分類することとしました．グループ 1 分類の規定の中に「ヒトにおける明らかな根拠があること」という定義があり，これに合致したからだそうです．この話を聞いて現代科学の非力さを感じた方はきっと多かったことでしょう．

　今後も自然界に存在しない新規の人工化学物質は，経済活動が行われる限り地球上で増え続けるでしょう．数十万という化学物質の未知の影響を調べ上げることは，きわめて困難というより不可能です．なぜなら複合曝露影響（組み合わせによる影響の相乗的変化）も古くから知られているからです．実施すべき**毒性実験**も無限大の組み合わせになります．

キーワード

化学物質健康リスク管理：化学物質による健康障害防止のため，問題物質の曝露経路，曝露レベル，曝露シナリオを評価し，毒性レベルを主に動物実験で検討した上で，耐用基準値を設ける一連の作業．行政機関による計測データや CRO など安全性試験研究施設で実施された動物実験データを元に各種委員会で基準値の計算がなされます．

ダイオキシン類：塩素を含む物質の不完全燃焼や，他の化学物質の合成の際，非意図的に発生する．ポリ塩化ジベンゾパラジオキシン（PCDD），ポリ塩化ジベンゾフラン（PCDF），ダイオキシン様ポリ塩化ビフェニル（DL-PCB）という 3 種の物質の総称で，毒性として類似した作用を示します．2,3,7,8-Tetrachlorodibenzo-p-dioxin はダイオキシン類の中では最も毒性が高く，国際がん研究機関（IARC）によりグループ 1「ヒトに対する発がん性がある」物質として分類されています．

ナノマテリアル：産業的に利用価値の高い粒子状の物質であり，大きさに関する定義では一辺の長さが約 1〜100 nm の粒子，あるいはシート状，繊維状の物質とされています．ナノマテリアルの測定法や安全性評価に関するガイドラインの策定に関しては，国際的機関において作業が進められており，優先的に取り組むべきものとして，炭素系（フラーレン，単層カーボンナノチューブ，多層カーボンナノチューブ），金属・金属酸化物系（鉄ナノ粒子，金ナノ粒子，銀ナノ粒子，酸化セリウム，酸化亜鉛，酸化アルミニウム，二酸

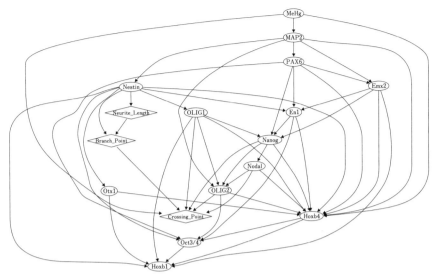

図 5-2 化学物質（メチル水銀）がヒト ES 細胞から神経細胞に分化する際の影響を遺伝子と細胞の形にどのように影響するか，実験データからネットワークモデルとして表現した
注：Human; Baysian network model analysis, Integrated type: $p>0.5$, (13 gene sets, 3 morphology sets, 1 chemical (MeHg)).

化チタン），有機高分子系（デンドリマー），セラミック系（二酸化ケイ素，ナノクレー）の計 13 種の化合物が挙げられています．

3　因果関係を証明することの重要性

　前述した**複合影響**問題でも明らかなように，実験動物を用いた毒性学的手法で，問題となる化学物質のヒトへの健康影響の因果関係を証明することは非常に困難になりつつあります．新規に開発される物質をフォローするには財政上限界が見えてきています．動物愛護の観点から動物実験自体が世界的にも規制される状況にあることも理由の 1 つです．

　そこで，培養細胞，例えば胚性幹細胞（ES 細胞）や iPS 細胞を用いた動物実験の代替法の開発の必要性が叫ばれています．図 5-2 は，ヒト ES 細胞を用いて神経細胞を分化させた場合のメチル水銀への感受性をネットワークモデル化したものです．このような細胞実験を用いた数理的モデルや化学物質の構造と毒性との相関（これを構造活性相関（QSAR）という）などを組み合わせた計算機上（in silico）の生体影響予測も試みられています．ネットワーク理論やビッグデータ解析を駆使した予測プログラム開発が世界的にも始まっています．しかし一方で，個体でない培養細胞やバーチャルなシステムをどんなに駆使しようとも化学物質**リスク管理**において有効性は全くないとする意見もあります．

　しかしながら，今後さらに進むであろう市場原理を優先とした経済活動の中では，価値ある「モノ」の創出は必須で，それに伴って解決しなければならない新規化学物質の安全性に関する研究は決して避けては通れません．もっと効率の良い化学物質リスク管理手法の開発への期待は，社会的にさらに高まっています．それを実現してくれる多くの新しい世代の頭脳が今求められています．

6章 放射線による影響には個人差があるのか？
放射線感受性と生体適応のしくみ

0　この章の概要

　放射線が医療で広く用いられるようになる一方で，それに伴う医療被ばくによる健康影響の懸念は，繰り返し議論の対象となっています．また，ひとたび**放射線事故**が起きれば，**環境放射線**にも注意しなければなりません．このような状況において，放射線感受性の個人差についての研究情報と，このような研究が健康科学の発展にどのように貢献するのかを紹介します．

1　紫外線が怖い：色素性乾皮症の患者さん

　ある日，**紫外線**に感受性が高い病気である**色素性乾皮症**の患者さんのことが，テレビで放映されていました．この病気では，紫外線から体を守るために，昼間の外出を避け，日没後に野外活動をすることや，室内の照明でも紫外線を避けるように患者さんやご家族が配慮されていることを初めて知りました．私たちの身の回りに存在する紫外線に対してこのような個人差が存在するのでしたら，地球上に存在する放射線に対しても同じことがあるのでしょうか．もしそのようなことがある場合は，人によっては微量な放射線も避ける対応が必要でしょうか．

2　紫外線や放射線とがん：希少疾患の遺伝子情報からわかったこと

　紫外線と放射線は，DNAに損傷を与える点では共通していますが，紫外線に比べて放射線は多くの異なる種類の損傷を与えるために，より複雑な影響をもたらします．
　紫外線に対する高感受性を特徴とする色素性乾皮症は，紫外線によってDNAが損傷を受けた場合に，それを修復するヌクレオチド除去修復がはたらかないことが原因で発症することが知られています．
　放射線に対する高感受性を呈する病気としては，**血管拡張性失調症**と呼ばれる小児期から多様な症状を発現する遺伝性疾患が以前から知られています．この疾患では，小脳失調による神経症状と免疫不全による感染症が目立った症状ですが，がんが発症しやすいことと放射線に対する高感受性も重大な症状です．この疾患は，ATMと呼ばれる遺伝子が遺伝的に欠損するために発症することが，1995年に発見されました．この遺伝子がコードするタンパク質は，DNA損傷応答と呼ばれる生体の防御機構において中心的な役割を果たします．この防御機構によってDNA損傷は修復されますが，血管拡張性失調症では，ATMタンパク質がはたらかないために，修復されない損傷が残り，そのために放射線に

よって細胞が死滅しやすくなることや，がんが発生することがあります．

> **キーワード**

医療被ばく：病気の診断や治療のために，放射線が用いられる際の被ばくを意味します．このような医療行為を行う側も被ばくする可能性がありますが，その場合は職業被ばくと定義され，被ばく線量の限度が設定されているのに対し，医療被ばくでは線量限度が設定されていません．このことは，放射線を使用するメリットと被ばくのデメリットを考慮し，そのバランスにおいてメリットの方がより大きい場合に放射線を使用するという考え方が基本となっていることを意味します．日本は世界の中でもCT検査の頻度が最も高い国であるために，医療被ばくによるがんの頻度が高いという指摘もなされていますが，それによって早期に病気を発見できるメリットがあり，健康維持に役立っていると考えることもできます．

放射線感受性：放射線に対する感受性は，細胞から個人のレベルまで，どのレベルでも評価できるために，どのような現象から感受性を結論づけているのかに注意する必要があります．個人レベルでは，皮膚や粘膜の障害，血球数の低下，肺臓炎などの放射線が原因となる症状が通常よりも高頻度で発現する場合に，放射線高感受性と言えます．また，がんについては，他の原因でも発症するために，それだけで高感受性であるかを判断することは通常は難しいのですが，高感受性を示唆する重要な病態であり，総合的に判断する必要があります．細胞レベルで感受性を簡便に検査するためには，放射線の線量に依存した細胞生存率を測定する方法が広く用いられています．また，異常染色体の出現頻度や，特定のタンパク質の発現でも評価されることがあります．

DNA損傷応答：放射線をはじめとする外的や内的な原因によってDNAが損傷を受けた場合に，細胞がそれに対して応答する機構の総称です．DNA構造の変化に引き続いて，応答現象を担うタンパク質が損傷部位に順次集まり，リン酸化などの化学的修飾によって，他のタンパク質に情報伝達を行います．このような経路がはたらくことによって，損傷が修復されることが期待されます．しかし，そのような**DNA修復**を正確に行うためには，時間的余裕をもって多くの修復タンパク質が作用することが必要であるために，修復を行う前に，細胞は生存をあきらめて死を選択することもあれば，細胞機能をいったん停止することもあります．そのために，DNA損傷応答の最終的な結果は，細胞機能の回復であるばかりではなく，細胞死であることもあれば，細胞機能の変化であることもあり，その結果として健康影響が発現することもあります．

3 　放射線の健康影響になぜ個人差が生まれるのか？

放射線高感受性の血管拡張性失調症は，放射線感受性の個人差を理解する上で，重要な情報をもたらしますが，その頻度は極めて低いために，一般集団での個人差の理解を深めるためには，明らかな症状を呈していない人を対象とした研究へと発展させる努力が必要

です．そのために，この稀な疾患の情報が，どのように活用されているかを紹介します．

血管拡張性失調症は，常染色体劣性遺伝病であるために，その原因遺伝子 ATM の変異を，両親由来の2つの染色体のうちで片親由来の染色体のみに有するキャリアが，発症者の血縁に存在します．このようなキャリアでは，ATM タンパク質の酵素としての活性は，半分程度は残存しているために，血管拡張性失調症の典型的な症状はみられません．しかし，ATM タンパク質の DNA 損傷応答における中心的な役割を考えますと，キャリアにおいて何らかの異常が存在することは簡単には否定ができず，多くの疫学的研究が行われてきました．その結果，キャリアでは，**乳がん**の発症リスクが，特に 50 歳以下で高いことについて十分な証拠が得られるようになりました（Thompson et al., 2005）．また，細胞レベルでの放射線感受性も，ATM が正常であるコントロールと比較すると高いようです．この2つの情報から想定されることは，ATM のキャリアは，放射線感受性が一般的なレベルよりも高く，乳がんの発症には気をつけた方がよいことになります．それでは，そのようなキャリアはどの程度存在するのでしょうか．海外からの報告では 1% 程度は存在すると考えられ，日本でもそれに近い率が想定されています．

この情報により，100人の中で1人程度が，放射線感受性が高めと考えればよいのでしょうか．この疑問に対するアプローチとして，がんを指標とした疫学研究だけでは，バックグラウンドでの頻度が高いこともあり，不十分です．その一方で，血管拡張性失調症の発見を契機として，生命科学によるアプローチが発展してきました．その代表的な研究は，血管拡張性失調症に臨床的に似た疾患であるナイミーヘン染色体切断症候群の原因解明にみられます．この疾患は，やはり放射線に対する高感受性を特徴とし，NBS1 と呼ばれる遺伝子の変異によって発症します．生物学的機能解析によって，このタンパク質は，ATM タンパク質とともに DNA 損傷部位に存在し，両者が相互作用を有することが明らかになっています．そのために，ATM 変異と同様に，NBS1 変異が放射線に対する高感受性をもたらすことは，生物学的に説明できます．この疾患は，オランダのナイミーヘンで発見されたために，このように命名されていますが，日本での存在は現時点でははっきりしていません．少なくともキャリアの頻度を議論できるレベルではないために，日本での放射線に対する高感受性への寄与は極めて少ないと考えられます．しかし，ATM 以外で，DNA 損傷応答に関係する遺伝子の変異が，放射線高感受性に直接寄与することを示している点で，重要な存在です．

ここまでに紹介した ATM や NBS1 の発見によって，DNA 損傷応答の研究は飛躍的に進歩しましたが，その後の研究によって，この機構が当初考えられていたよりもはるかに多くの役者を必要とすることも明らかになりました．その代表例は，がん抑制タンパク質の代表格である p53 の存在です．DNA 損傷応答の**情報伝達系**において，ATM は損傷を感知した情報を p53 に伝えます．それでは，p53 に変異を有する人は放射線に対して高い感受性を示すのでしょうか．この質問に対しては，ATM の異常を有する人のような明確な放射線感受性の変化はみられませんが，部分的に放射線の影響と考えられる現象もみら

れますと答えることが
よいかもしれません．
その理由は，p53 の生
体内での作用には放射
線に応答するものもあ
りますが，代謝制御や
組織の微小環境の調節
など多種類あり，これ
らが複雑に関係してい
ると考えられるからで
す．

このように，放射線
による DNA 損傷応答

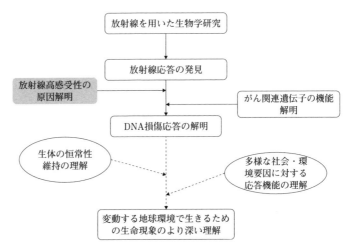

図 6-1 健康総合科学における放射線生命科学研究の過去から未来への方向性．実線はこれまでの実績を，破線はこれから必要なことを示す

は，入口では確かに放射線の情報を感知していますが，生体内の応答においては他の作用と複雑に絡みあっていきます（Jackson & Bartek, 2009）．したがって，放射線の健康影響をより深く理解するためには，このような研究の流れを踏まえて，当初考えられた一元的な概念ではなく，人の多様な機能と DNA 損傷応答や**がん抑制機構**とを連関して解明する必要があります（図 6-1）．

4 環境刺激に応答する生体：健康維持のメカニズム

放射線に高感受性を示す**希少疾患**の研究は，地球上に住む人類の健康維持を考える上で重要となる生体の応答機構の解明に寄与しました．その 1 つの成果として，放射線感受性が通常よりも高い集団が存在することも明らかになりました．今後，個人のゲノム情報から，放射線感受性のレベルを知ることが可能となるかもしれません．そして，現在生活習慣病の予防として推奨されることと同じような方法が，放射線の被ばく状況に応じて考慮されるかもしれません．その一方で，このような感受性は放射線のような外的な刺激だけで規定されるものではなく，内的な**生体の恒常性**を維持する作用の影響を受けることが明らかになることも想定されます．こうした研究の流れにおいて，人間社会と地球環境の変動が，どのように健康に影響を与えるのかについても，複合的な視点から関心を持つことが重要です．

参考図書として，日本放射線影響学会 Q&A 対応グループ編『本当のところを教えて！放射線のリスク』（2015 年，医療科学社）を推薦いたします．

第Ⅱ部
ひとが生きることを支える科学

▶▶▶ イントロダクション ◀◀◀

　ひとは，ただ生命があれば良いというわけではありません．ひとがこの世に生まれてから，生涯を通して健康に，自らの可能性を伸ばしながら生きること，疾患や障害，加齢に伴う変化があっても自らの望む生活を実現すること，そしてそのひとらしく穏やかな終末を迎えることが，「生きる」ことに含まれています．第Ⅱ部で紹介される研究分野は，この包括的な「生きる」ことを支える，健康総合科学にとっての実践領域です．すなわち，寿命を延ばすことや病気を治すことだけを目標とするのではなく，病気を持たないひとびとも，より健康でいられるように，また，病気や障害があっても，生活上の困難や苦痛をなくせるように，そのための実用的技術や社会システムを創造する学問なのです．

　第Ⅱ部では，まず，ひとが生きることを支える専門職である看護職が，あらゆる年代の個人・家族・集団・地域社会を対象として，課題を発見し，解決に取り組む様子を紹介します．出産の安心と安全を通じて女性が「母」となることを支える助産学（7章），「こころの健康」を保つための方法を自ら気づき，実践してみるための提案（Column①），母親を支えることで子どもの育ちと将来を支える児童虐待予防の取り組み（8章），最期の日まで誰もが自分の望む生活を送ることを支える訪問看護（9章）です．病院だけでなくさまざまな場で行われている看護職の活動と，その裏付けとなる研究や発展をもたらす研究をご覧になれます．

　次に，モノづくりを通してひとの生活を支える看護理工学（10章，Column②③），まちづくりを通してひとの生活を支え，まち自体をも支える地域看護学（11章），働きやすい環境をつくり，ひとがひとのために働くことを支える看護管理学（12章）といった学問を紹介します．看護学が，医学・生理学・心理学のような領域はもちろん，工学・社会学・教育学などあらゆる学術領域の有用な点を取り入れる，ひとの健康のための総合科学であることがよくわかると思います．全ての章を通じて，この「ひとが生きることを支える科学」が，看護職だけのものではなく，他の専門職や一般のひとびととともに活用されている学問であることにも気づかれるでしょう．

　ひとが「生きる」ということは実に複雑な現象であり，それを支える学問に終わりはありません．この無限に広がる領域の一部ではありますが，どうぞご覧ください．

7章 医療で女性は幸せになったか？
母となることを支える助産学

0 この章の概要

　日本は，世界トップレベルの安全な出産環境が整っているにもかかわらず，総人口に占める子どもの割合は 12.8％ で，世界で最も低い国になっています．1人の女性が一生の間に，2.07人の子どもを出産すれば，人口の水準が保たれると考えられていますが，合計特殊出生率（15～49歳までの女性の各年齢での出生率の合計）は，1.42 と低い値が続いています．日本では未婚率の増加，晩婚化，35歳以上での高齢妊娠・出産の増加，共働き世帯の増加などから，産み育てることの難しさを感じる人も多くいます．この章では，わが国における少子化の背景にある医療の実態をふまえ，だれもが安心して妊娠・出産・育児ができる環境に変えていくチャレンジについて考えます．

1 安全な出産と1人1人が望む出産のかたち

　大学生A美さんのお姉さんが両親への妊娠報告のために久しぶりに帰郷しました．お姉さんは，近所のクリニックで**妊婦健診**や出産をしようと思っていましたが，そこは出産の取り扱いをやめていたそうです．そのため，紹介状を持って少し離れた病院を受診したところ，もう予約がいっぱいで出産はできないと言われました．今は離れた総合病院で出産を予約するか，里帰り出産にしようか悩んでいるようです．

　一緒に暮らしているA美さんの祖母はそれを聞いて，父を出産する時には**助産師**さんに来てもらい自宅出産をし，その後も赤ちゃんのお世話のために訪問してもらったといって，産む場所を選べないことに大変驚いていました．A美さん自身も，日本では安全な出産環境が整っていると聞いていたものの，実際には必ずしも出産したい場所で出産できるわけではない現状を知り，少子化が進んでいるならなおさら，産む場所も含めて，1人1人の出産が大切にされたら良いのにと思いました．

2 出産と医療の関係

妊産婦死亡率とその原因

　2015年のデータによると，妊娠・出産時の異常（出血，感染症，高血圧症など）で亡くなった女性の数は，全世界で約30万3000人です．いまだに1時間あたり35人の妊産婦が亡くなっている現状があり，その大多数は途上国でおきています．しかし，全ての妊産婦が適切な医療や助産ケアを受けることができれば，妊産婦死亡は防げるといわれています．妊産婦死亡率は，出産（死産も含む）10万件あたりで，妊娠・出産によって亡く

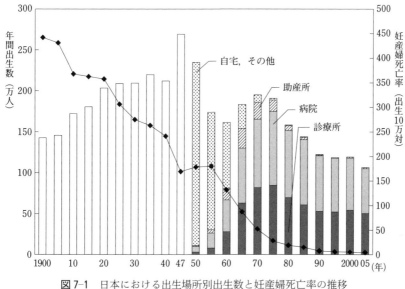

図 7-1 日本における出生場所別出生数と妊産婦死亡率の推移
出所：河合 (2007).

なった女性の数で示します．妊娠や出産の安全性を示す指標の1つで，日本の最も古いデータは1899年の409.8です．これは1000件のお産で4人の妊産婦が亡くなっていたことを示し，現在のタンザニアやアフガニスタンの妊産婦死亡率と同じくらいです．明治以降，日本の妊産婦死亡率は徐々に改善され，2013年では3.5まで低下しました．これは全国の交通事故での死亡率と同じくらいです．

　かつて高かった日本の妊産婦死亡率は，今では世界で最も低い水準を維持しています．この推移について「自宅ではなく病院で出産するようになって，妊産婦死亡が減った」と耳にすることもあります．しかし図7-1は自宅出産が一般的だった1900～1950年にも妊産婦死亡率が低下し続けていることを示しています．妊産婦を守るために，高度医療だけではなく，その背景に資格を持つ医療者の養成，公衆衛生や栄養状態の改善，住民への予防教育といったさまざまな支援の積み重ねがあったことにも注目すべきです．なお，出産場所と妊産婦死亡率という単なる2つの現象の上昇と低下傾向を並べただけでは，この現象の間に本当に因果関係があるのかどうかは証明できません．**科学的根拠に根ざした医療** (EBM: Evidenced Based Medicine) の父とされるアーチボルド・コクランは，2つの現象を並べただけで議論を行うことの危険性を1970年代から唱えています (Cochrane, 1999).

出産施設の減少

　日本国内の出産施設は減少し続け，この15年で40%の施設が閉鎖されました．全国の総合病院で，産科単科の病棟があるのは約25%のみで，約75%は他科との混合病棟で，妊娠・出産・産後のケアが行われています (北島, 2012)．少子化も進んでいますが，出産施設の減少速度の方が速く，出産施設の集約化や混合病棟化に伴う**出産満足度**の低下や妊娠中から産後への継続したケアを行うことの難しさが深刻な問題となっています．

出産の医療化

母子の保健状態を評価する際に用いる，妊産婦死亡率といった指標は，本来社会的・文化的営みであるはずの出産を，「死亡」という側面で評価しています．出産が医療の場で行われるようになった結果，出産は「女性が主体的に産むもの」から医療の力によって「産ませてもらうもの」へと変わっていきました．産科医療の現場では，女性自身が本来持っている産む力を引き出す出産ケアに比べ，医療処置が増えています．その中でも，訴訟を回避するために必要以上に医療介入や治療を行ってしまう「防衛医療」も行われやすくなっています（三砂，2003）．その一例として，帝王切開の過剰な増加は世界的にも問題視され，必要以上の帝王切開は過剰な医療介入であるため，行わないようにしていくことが課題になっています．米国では，帝王切開率の上限目標を23.9%として，病院ごとの帝王切開率を公表する取り組みもされています（図7-2）．

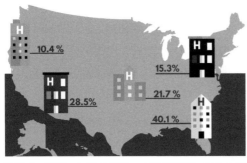

図7-2　米国における病院での帝王切開に関する情報提供の例
出所：http://www.leapfroggroup.org/patients/c-section#Overview.

妊娠・出産をめぐる課題

妊娠に伴う心や体のさまざまな変化に適応しながら，母親になり，子育てをしていく上で，継続的にケアを受けることが重要です．しかし病院での出産が一般化する中で，妊婦健診と出産，新生児や産後のケアがそれぞれ別々の場所で行われるようになり，ケアが分断化されていきました．その影響の1つとして，1970年には母乳育児率が30%台まで低下しました．現在も9割以上の母親が母乳育児を希望しながらも母乳育児率は40%台であり，出産満足度が低いことも問題になっています．

キーワード

妊婦健診（妊婦健康診査）：母子保健法第13条で規定されています．健診の目的は，妊娠週数に応じた問診や診査，身体計測を行って，母子の健康状態を把握し，妊娠期に発症しやすい病気を予防・早期発見することです．また健診の結果をもとに保健指導も行われ

ます．

　助産師：旧約聖書にも記述があるように，世界で最も古くから伝わる職業の1つで，かつては「産婆」と呼ばれていました．現代でも途上国の村落地域においては，医療資格のない「伝統的産婆」と呼ばれる人たちが主な出産介助の担い手となっています．日本では明治以降戦後まで，無資格ではなく，きちんと専門職としての教育・免許を受けた「産婆」が地域で，母子の健康を支える存在でした．現代の日本では，「助産師」という名称で，保健師助産師看護師法に基づき，国家資格を得て，助産診断・技術をもって，正常な出産を介助し，妊産婦や新生児・乳幼児のケアを行うと共に，各ライフステージにある女性の健康を保持・増進するための働きもしています．開業権があり，助産所を開設し，地域に根付いた活動を行うこともできます．

　出産満足度：女性が感じる自分自身の出産体験への満足度のことです．出産時に受けたケアや出産環境の快適さによっても満足度は異なります．女性が安心して子どもを出産し，育てる楽しさを実感できる豊かで快適な出産環境とするために医療者はどのようにすればよいかをまとめた「科学的根拠に基づいた快適な妊娠出産のためのガイドライン」が作成されています．

3　安全と安心の両立を目指す実際の取り組み

安全な出産への取り組み

　日本では，35歳以上での妊娠や出産（高齢出産）の増加により，高度な医療を必要とする合併症を伴う妊娠や出産時の異常の増加など，医学的なハイリスク妊娠・出産が増えています．数年前には，母体救命搬送体制の整備の遅れにより，受け入れ先がなかなか見つからず，手遅れになった症例がいくつか生じ，問題となりました．

　母体救命搬送システムは，全国で整備し直されています．東京都の例をあげると，現在では，対応できる母親のリスクレベル（重症度）に合わせて，医療施設を分類し，各医療施設がリスクに応じた役割分担と連携を図っています．この中でも「総合周産期母子医療センター（いわゆるスーパー総合周産期センター）」では，あらかじめ決められた重篤な疾患により母体救命処置が必要となった場合，必ず患者を受け入れ，他の診療科と連携を取って治療を行っています．

　東京消防庁指令室には，助産師等による「周産期搬送コーディネーター」が24時間体制で配置され，受け入れができない場合には，管轄区域を越えた搬送調整を行い，搬送先選定時間を短縮し，産科医の負担軽減を図っています．また，周産期搬送コーディネーターは119番通報による搬送調整にも対応し，各消防本部と連携を図りながら搬送先の選定を行っています．

安心して満足できる出産に向けての取り組み

　妊産婦が安心して出産を迎えるためには，個々人にあった健康的な生活についてのアド

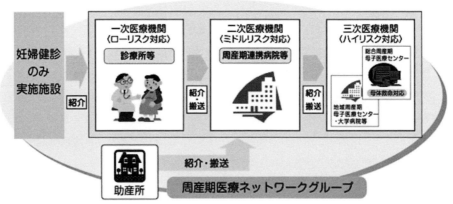

図7-3 地域で支える周産期医療体制のイメージ（東京都福祉保健局）
出所：http://www.fukushihoken.metro.tokyo.jp/soumu/2015sya/02/55.html.

バイスやケアが必要です．医学的な治療を必要とする妊産婦だけでなく，「望まない妊娠」「経済的に不安定」「妊婦健診を未受診」「配偶者から暴力を受けている」といった社会的な問題を抱える母親への支援も必要です．**助産師**は，リスクのあるなしにかかわらず，どんな妊産婦にも寄り添い，産前から出産，産後まで関わり，安心して楽しく出産・子育てができるよう支援する専門職です．開業助産師による助産所の数は多くはありませんが，ここでは医療処置を必要最低限とし，女性の産む力を大切にした妊娠・出産・産後ケアが提供されています．

　また最近では病院内で，女性や家族の主体性を大切にした妊娠・出産時のケアを提供する「助産師外来」や「院内助産」を設置する病院も徐々に増えてきました．「助産師外来」では，助産師が**妊婦健診**を担当し，個々の妊婦に合わせて，妊娠中の過ごし方へのアドバイス，お産に対する不安やこんなお産がしたいというバースプラン作成の相談にのるなどのさまざまなサポートを行います．また医学的なリスクを持つ妊婦には，医師と連携して対応していきます．「院内助産」は，緊急時の対応ができる医療機関で，助産師が正常に経過している妊産婦のケアや出産介助を自律して行うものです．これらは，妊娠期から母子や家族の主体性を大切にする望ましい医療サービスの1つとして期待されています．

育児支援への取り組み

　母乳栄養率の低下は，先進国でも途上国でも問題とされ，世界保健機関（WHO）とユニセフが母乳育児を推進するため，「赤ちゃんにやさしい病院（BFH: Baby Friendly Hospital）」運動を展開するようになりました．出産後の母親と赤ちゃんがスキンシップできるようにすることや一緒の部屋で過ごすことを推奨するといった「母乳育児を成功させるための10か条」に積極的に取り組む病院をBFHとして認定しています．日本でも，母乳育児支援を中心に継続的なケアを行う施設が増えるなど，出産環境が徐々に変わりつ

つあります．

　母乳育児支援に限らず，妊娠中から出産，子育てまでを切れ目なく母子や家族を支え，継続的にケアしていくことは，日本の戦前の産婆や現在の開業助産師が行っている助産ケアそのものです．病院といった医療現場でも，妊婦健診の中で，医学的な診断や治療だけでなく，母親が安心して出産をし，自信をもって子育てができるような支援をすることの重要性が見直されています．

参考となる海外での取り組み

　日本の病院出産では，妊婦健診やお産のときに担当する医師や助産師が決まっていないことがほとんどですが，ニュージーランドでは，妊婦が自分の希望でケアしてもらう人を選ぶことができる仕組みになっています．これはニュージーランド保健省の1996年より始まったLead Maternity Carer（LMC）というサービスです．LMCは，助産師，産科医，産科の資格をもつ家庭医（General Practitioner）から選ぶことができます．ニュージーランドの女性や家族がLMCとして最も多く選んでいるのは，**助産師**ということです．もちろん助産師は必要に応じて他の専門職者と協働してケアに当たります．健診や出産場所の選択など，女性が主体的に意思決定できるように支援し，父親への育児支援も行われます．妊娠期から産後の子育てまで継続的に同じ専門家が女性や家族にかかわることで，安心して自分に合った出産や子育てができる支援体制になっています（New Zealand College of Midwives, 2015）．

　またフィンランドでは，各自治体にネウボラ（neuvola）という場所が置かれ，保健師や助産師といった専門職による妊娠期から子どもの就学前までの継続的なケアを受けることができます．ネウボラは，アドバイス（neuvo）する場所という意味をもつ言葉です．無料の**妊婦健診**や他の医療機関との連携なども行われ，母子はもちろん，その家族の健康サポートも目的としています．子どもへの虐待やパートナーからの暴力被害などへの予防的な支援も行われています（フィンランド大使館, 2016）．日本でも，日本版のネウボラにより育児支援をしようとする構想や取り組みが始まっています．

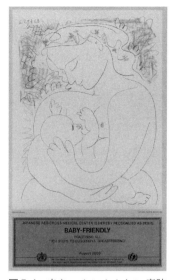

図7-4　赤ちゃんにやさしい病院（Baby Friendly Hospital）認定病院を示すプレート
写真は日本赤十字社医療センターに設置されているもの．

4　統計情報と研究成果に基づく妊産婦ケアの改善に向けて

(1) 日本の子育て支援の方針はどうなっているのか調べてみましょう．

　　日本の健康水準向上のための国民運動計画である「健やか親子21（第2次）」のホームページ（http://sukoyaka21.jp/）には，妊娠期から育児期までの母子に関するデータ，情報が包括的に掲載されています．

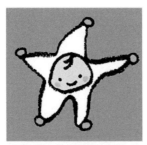

図7-5 健やか親子21（第2次）のシンボルマーク
出所：http://sukoyaka21.jp/sukoyaka21mark.html.

（2）研究成果を基にした妊産婦ケアに関するWHO勧告の内容を見てみましょう．

この勧告がだされたことで，多くの国で当たり前に行われていた出産時のケアの1つ1つが見直され，ケアの改善につながりました．例えば，産婦が分娩台の上で仰向けの姿勢でお産をする光景はテレビなどでよく目にしますが，すべての産婦が一律に仰向けの姿勢でお産することはむしろ弊害があり，勧告に沿って出産時に仰向け以外の姿勢を奨める施設が多くなってきています．今後の日本ではどのような研究が母となる女性を支えるケアを改善していくために必要でしょうか？　詳しく知りたい方は，下記を手に取ってみてください．

①ワーグナー，マースデン著／井上裕美・河合蘭監訳（2002）『WHO勧告にみる望ましい周産期ケアとその根拠』メディカ出版．
②WHO編／戸田律子訳（1997）『WHOの59カ条　お産のケア実践ガイド』農山漁村文化協会．
③日本助産学会ガイドライン委員会（2012）「エビデンスに基づく助産ガイドライン：分娩期2012」『日本助産学会誌』26（Supplement）．

Column①

「こころの健康」を自分で保つ

　みなさんには，落ち込んだり，元気が出なかったり，先が見えないように感じたりした経験はありますか？

　どのような人にも，回復力，復元力があるため，どんなに落ち込んだり悲しんだりしたとしても，その苦しみはいつか必ず軽減し，みなさんの元気は回復します．それがわかっていたとしても，そのような苦しい時に，少しでも楽になる方法があればと思いませんか？

　心の落ち込む状態や気が休まらない状態が続いている時，そのような状況に陥りそうな時に，誰かに助けを求めることももちろん大事ですが，それ以外にも，自分にできることがあります．

　自然に触れる，音楽を聴く，笑う，好きな香りをかぐ，美しいものを見る，お風呂に入る，おいしいものを食べる，ペットと触れ合う，身体を動かす，瞑想することなど，自分の気持ちや感情に変化が起きるかもしれないことはいろいろあります．

　たとえば自然に触れる，音楽を聴く，笑う，ペットと触れあう，身体を動かす，瞑想するなどは，それぞれ，不調な状態にある人の健康にもよい結果をもたらすという研究結果がすでに報告されているものです．しかし，ここで重要なことは，これが良いものなのでいつこれをやるようにと誰かから指示をされるのではなく，自分にとって良いと感じることをそれぞれの人が自分のタイミングで行うということです．自分に良いものや自分に合うものは，人によって違います．

　このような，自分の元気を自分で取り戻すためにできることを考え，自分の生活にも取り入れていくという活動（たとえば，**元気回復行動プラン**＝Wellness Recovery Action Plan: WRAP）が現在，世界的に実践されはじめています．そして，このように，自分のためにできることを実践することで，こころの健康状態が改善するという研究結果が報告されています．WRAPは，精神健康に困難を有する人たち自身が，精神科医療以外にも，自分でできることがあるのではないかと考えて作り上げたものです．WRAPはグループで他の人と一緒に取り組むこともできますし，個人で取り組むこともできるもので，今では精神科疾患を有する有しないにかかわらず，取り組む人が日本でも増えています（宮本・大川，2013）．

　こころの健康を保つ（精神健康を維持・向上する）ために働きかける精神看護の領域では，精神健康に困難のある人の苦痛が和らぐよう個々人に接して働きかける実践が大切です．それと同時に，こころの健康を保つために自分にもできることがあるということを人々に知ってもらい，自分でもやってみようと思ってもらう．これも**精神看護**の大切な実践なのです．

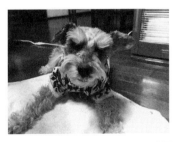
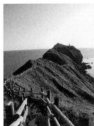
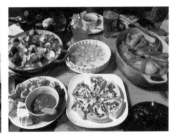

8章 児童虐待を予防するには？
医療と行政の連携

0 この章の概要

　皆さんは「**児童虐待**」と聞くと，子どもにひどい身体的な暴力をふるうことを思い浮かべるのではないでしょうか．児童虐待の防止等に関する法律（児童虐待防止法）は，児童虐待の種類を4つに分類しています．**身体的虐待**は，子どもに直接的な傷を負わせるような暴行を加えることです．**心理的虐待**は，暴言や拒絶などで子どもに見えない心の傷を与えることです．夫婦間の**暴力**を子どもに目撃させる（される）ことも，子どもにとって心の傷となります．**ネグレクト**は，子どもの心身の正常な発達を妨げるほど食事を与えなかったり，長時間放置したりすることです．**性的虐待**は，子どもにわいせつな行為をしたり，させたりすることです．この章では，まず，なぜ児童虐待が起こるのかを考え，次に，児童虐待を予防するためにどのようなアプローチが行われているのかを学びます．

1 繰り返される児童虐待のニュース

　高校生のめぐみさんは，最近ニュースで，**乳児揺さぶられ症候群**という言葉を耳にしました．頭（首）を自分の力で支えられない赤ちゃんを強く速く揺さぶると，外からは見えない脳の内部に損傷を起こすとのことで，虐待の1つだと報道されていました．めぐみさんは，このようなニュースに大変心を痛めています．
　「どうして可愛い赤ちゃんを虐待なんてするんだろう．虐待するくらいなら子どもなんて産まなければいいのに．自分が産んだ子どもなんだから，責任持って育てられないのかしら．虐待なんてするような人は，子どもを産んだらだめだと思う．私は，子どもを育てられるようになってから子どもを作るし，絶対，自分の子どもに虐待なんてしない」
と，強い正義感・責任感を表明しています．しかし，実のところ，虐待をしている人のほとんどは，虐待をしようと思ってしているわけではありません．

2 児童虐待を予防するために着目するもの：産後うつ病

　厚生労働省や**児童相談所**が統計を取り始めて以降，児童虐待相談対応件数は増加しています（図8-1）．2012年度の虐待対応件数は6万6701件であり，児童虐待防止法施行前である1999年度の約5.7倍となっています．虐待の種類別に見ると，最も多いのが身体的虐待（35.3%），次いで心理的虐待（33.6%），ネグレクト（28.9%），性的虐待（2.2%）です．虐待を受けた子どもの年齢は，全体の78.7%が低年齢（小学生以前）の子ども達です．
　はたして，めぐみさんのいう「虐待なんてするような人」が，これだけの数いるのでし

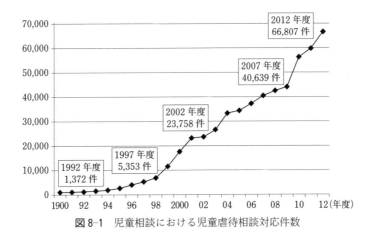

図8-1 児童相談における児童虐待相談対応件数

ょうか．実際はそうではなく，正義感や責任感を持った普通の人が，虐待をしうるのです．
　誰が虐待をしているのかについても統計があります．実母が57.3％と最も多く，次いで実父が29.0％です．児童虐待の重要な要因の1つに，**産後うつ病**（産後うつ）と呼ばれる，母親の誰にでも起こりうる心理的状態があります．
　出産をした女性の約10〜15％が，産後うつ病を発症するとされます．産後うつ病にはならなくても，出産後の母親のほとんどは，自分でコントロールできないような気分の変調を体験します．産後うつ病の母親は，うつ病の症状のために，育児に対応できなくなることがあります．例えば，空腹や排せつ物の刺激で激しく泣く姿などに対処できず，母親としての力のなさを嘆き，自分を責め，育児に強い不安や困難感を持つことがあります．また，産後うつ病と合わせて「自分の子ではないみたい」「赤ちゃんに対して怒りがこみあげる」など，健全な**母子関係**を築くことが難しいと感じる母親もいます．このような産後うつ病や併存して見られる育児に対するマイナスな感情が，わが子への虐待に至ったり，将来に失望して無理心中をはかったりする事態に発展することがあります．
　それでは，なぜ，産後うつ病になるのでしょうか．まず，産前産後には，ホルモンの状態が大きく変化することが影響しています．また，「**子育て**」を中心とした大きな生活上の変化が影響しています．生活上の大きな変化は，たとえ幸せでめでたいことであっても，ストレスの要因になります．この時期に生じる生活上の変化は，「子育て」だけではなく，「結婚」や「新しい家族員の追加」「睡眠習慣の変化」「社会活動の変化」もあります．「仕事への再適応」「退職」「経済状態の変化」が加わることもあります．このような身体面・心理面・社会面のダイナミックな変化を産前産後の母親は経験しているのです．
　産後うつ病の母親が必ずしも虐待を行うわけではありませんが，産後うつ病の予防や早期対応は，児童虐待を防ぐ1つの方法です．それでは，**児童虐待**を予防するために，**産後うつ病**へどのような取り組みが行われているのかをみていきましょう．

> **キーワード**

システムズアプローチ／バイオサイコソーシャルアプローチ：近代の医学モデルでは，原因を究明するために，人間を臓器，細胞，分子まで分解したレベルで研究してきました．つまり人間をより細分化して観察する方法論に価値が置かれ，その成果は，外科手術や予防接種など，原因に直接的に対処するさまざまな技術（予防法や治療法）につながり，多くの病気や障害を克服してきました．

一方，**システムズアプローチ**とは，問題や困難を解決するのに，原因を特定して排除・克服しようとするのではなく，包括的・全体的に，特にものごとの相互作用に注目してアプローチする方法です．ひとの体と心とは密接に影響し合っています．また，ひとの病気は，そのひとの置かれた環境や社会から影響を受けています．そして個人の病気は，そのひと自身のものの考え方や生活や人生に影響を与えるばかりでなく，家族や周囲のひとびとのものの考え方や生活や人生にも影響を与えていきます．このようにさまざまな相互関係の中で起こってくる課題を解決するには，人間を「細分化」するのではなく，ひとの身体面・心理面・社会面の相互作用を「全体的に」観察し，動きやすい側面に働きかけるアプローチが有効で，これを**バイオサイコソーシャルアプローチ**と呼んでいます（渡辺・小森，2014）．

3　児童虐待予防に向けた実際の取り組み

妊娠中から産後にかけての母子は医療とのつながりが多くなり，多くの医療支援を受けることができます．それに加えて，**医療と市町村の連携**が，児童虐待予防のために行われています．さまざまな立場の者がそれぞれの視点で，切れ目なく継続的に，母子の身体面・心理面・社会面の全体に配慮しケアすることが必要です．母子の視点から言えば，医療というただ一資源とのみつながりを持つのではなく，家族や地域・職場など多様な資源を得ておくことが有効といえます（図8-2）．

妊娠した女性は，まず妊娠届を市町村に提出し，母子手帳を受け取ります．その後，妊娠24週までは月に1回，妊娠25〜36週までは2週間に1回，妊娠36週〜出産までは毎週，妊婦健康診査（**妊婦健診**）を行います．上の子どもを虐待したことのある妊婦や，夫から暴力を受けていた妊婦など，出産後の養育について，支援を行うことが特に必要と認められる妊婦の場合には「**特定妊婦**」として位置づけ，妊娠期から支援体制を整備することになっています（児童福祉法第6条の3第5項）．

児童虐待を予防するために，具体的には，望まない妊娠，若年の妊娠，精神疾患，支援者の不在などの妊婦に関する情報を把握することが重要です．母子手帳交付時に「健康づくりアンケート」などと称して，妊娠に対する思いや家族のサポート状況を聞いている市町村もあります．**妊婦健診**や**母親学級**などで，赤ちゃんの泣きについての説明や，**産後うつ病**や**乳児揺さぶられ症候群**についての情報提供をしておくことも大切です．医療機関と市町村の双方でいろいろな機会を通じて，母親の様子を見守ることが重要で，母親が相談

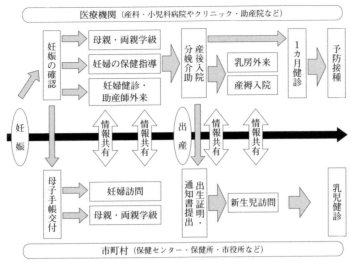

図8-2 妊娠から産後までの母子への支援

したいことがあれば，いつでも相談できる体制を整えることが必要です．

　出産後は，市町村の保健師や助産師が，出産した医療機関の助産師と連携し，情報の共有やサポートの提供を行います．家庭訪問で母子の様子を観察し，母親の不安に寄り添うことが重要です．また，育児環境の状況は日々変わるので，継続的に確認する必要があります．以前うつ病を患ったことのある母親に，産後うつ病の兆候が出てきた場合には，かならず精神科医療につなげます．児童相談所，福祉事務所，保育所，乳児院，児童家庭支援センター，児童館，民生・児童委員，幼稚園，警察，配偶者暴力相談センターなどを含む関係機関で協力して，母子を見守っていきます．

4　産後うつ病に対して看護学ができること・できないこと

　産後うつ病は誰にでも起こりうるものです．しかし，産後うつ病が重症化しないよう，また児童虐待につながらないように予防することはできるはずです．そのためには，多機関が協力してバイオサイコソーシャルにアプローチすることが必要です．

　看護職は数多くの研究（知見）に基づいて，妊娠期や育児期にある母子を継続的・包括的に支援しています．筆者らは，看護職のケア力を高めるための教育プログラム開発研究も行っています．産後うつ病の重症化予防および乳児虐待発生件数の減少に関しては，福岡市などで成果が実証されつつあります．下記の推薦図書を一度手に取ってみてください．

①上別府圭子（2015）「妊娠期からの産後うつ病の重症化予防」『母性衛生』56(2): 248-253．

②池田真理・水越真依・上別府圭子（2014）「妊娠中からの子育て支援：児童虐待予防の視点から」『周産期医学』44(7): 953-956．

③上別府圭子（2014）「産後うつ病／うつ病を患った女性と子育て」『女性心身医学』18(3): 391-397（http://ci.nii.ac.jp/naid/110009816090/）．

9章 人生の最期を自分らしく過ごしてもらうには？
逝き方を支える終末期の看護

0 この章の概要

　どんな医療的な処置が必要になっても，心身が自分の思うように動かなくなっても，自分の好む場所で自由に生活し続けることができるように，多くの専門職が地域社会で働いています．**訪問看護師**もその1つです．この章では，訪問看護師が人生の最期を迎えている人とその家族を，どのように支えているかを紹介します．

　看護師は，人が望む生活を具体的な形でその人と一緒に思い描き，**医療処置，症状緩和，意思決定支援，リハビリテーション，日常生活援助**等の必要な看護を提供してその生活を実現します．看護の実践は多様な要素が高度に統合化されており，一部を切り取った内容を集めても**看護実践**として伝えることができません．このような「実践」を「知」としてまとめ，社会に提示したり，後輩が学べる形に示したりすることも，今後の課題の1つとしてここでは言及します．

1 最後を迎えようとするBさん

　A県に住むBさん（70歳代，女性）は，夫と二人暮らしです．3年前に肝細胞がんの診断を受け，手術のあと放射線と抗がん剤による治療を受けて療養してきました．何度目かの入院からしばらくして，病院の環境に我慢できなかったBさんは，早々に自宅に戻ってきました．

　Bさんは糖尿病もあり，療養には血糖値の検査やインスリン注射が必要です．がんの病状が進行するにつれ，鎮痛剤を点滴するための装置，閉塞した胆管から体外に胆汁を排出するためのチューブなど，多くの医療処置が必要になってきました．介護者である夫は，さまざまな医療処置に困惑しています．

2 自宅で最後を過ごしたい日本人

　超高齢社会となった日本では，**死亡数**も徐々に増えています．2014年の総死亡数は全国で127万件で，2040年頃には166万件にもなることが推計されています（図9-1）．かつては自分の家で生まれ，生活し，自分の家で死を迎えることが当たり前でしたが，戦後は病院での死亡が増え，2014年には全死亡の77.3%が病院・診療所で起きており，自宅での死亡は全体の12.8%に過ぎませんでした．しかし，病院は医療を提供するための場であり，個別性のある生活を実現する上では限界も多いことから，病院以外の場所で最期を迎えたいという人々の願いが顕在化してきました．今後ますます増加する死亡数を予測

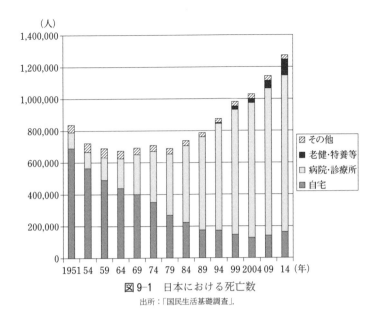

図 9-1 日本における死亡数
出所：「国民生活基礎調査」．

し，自宅での看取りや，**特別養護老人ホーム**や**グループホーム**といった居住施設等での看取りについての模索が拡大しています．

訪問看護は，**在宅療養**を続ける人々のための直接的なケアの担い手として，1992年に制度化されました．現在では全国で8000件を超す**訪問看護ステーション**があり，高齢者を中心として，**がん**や**精神疾患**，心身の**障がい**などを持ちつつ地域社会で生活する多様な人々に，看護が提供されています．**訪問看護**を利用している人の多い場所では**在宅看取り**の割合が高いという報告があります（図9-2）．訪問看護の力で，住み慣れた自宅での人

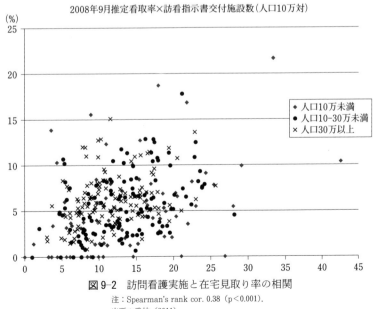

図 9-2 訪問看護実施と在宅見取り率の相関
注：Spearman's rank cor. 0.38（$p<0.001$）．
出所：武林（2011）．

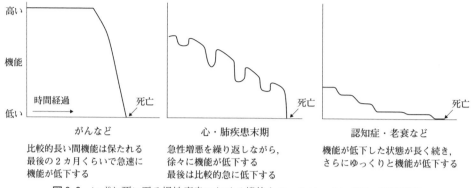

図9-3　いずれ死に至る慢性疾患における機能とウェルビーイングの一般的軌跡
出所：Lynn (2001), 長江 (2014).

生の最終段階での暮らしが実現できていることが窺われます．

キーワード

死を迎えるということ：人がどのように死にゆくかについて，Lynn (2001) は終末期の身体機能などの変化を3種類に分けて紹介しました（図9-3）．A) がんなどのように，死の目前まで保たれた機能が急激に低下して死に至る場合，B) **心不全**や**慢性肺疾患**のように，**感染症**などによる大きな機能低下と回復を時折繰りかえし，全体として徐々に低下してゆく場合，C) **認知症**や**脳卒中**などのように，長い経過の中で，階段状に機能低下する場合です．人生の最終段階において，人はさまざまなスピードや様相で機能を失い，食べられなくなったり，心臓や肺が十分に働かなくなったりして死に至ります．

また，この時期にはさまざまな症状が出現します．がん患者206人に基づく調査によれば（恒藤他，1996），最も早期から高い頻度で出現する症状は痛みであり，ほかに全身倦怠感，食欲不振，便秘，不眠，呼吸困難などが見られます（図9-4）．しかし症状には個人差があり，苦しまず眠るように死を迎える場合もあります．どのような環境で過ごすかによって**生活の質（QOL）**に違いがあるというKinoshitaらによる報告もあります（Kinoshita et al., 2015）．

エンド・オブ・ライフケア：死を迎える人の多くが心身の機能低下や各種の症状を経験することから，専門職や家族が寄り添ってケアを提供しています．以前は，人生の最期の時期におけるケアを，主としてがん疾患の治癒を目的とした治療からの姿勢の切り替えを意味して「**終末期ケア**」と呼んでいました．後に，より長期的な視点での症状緩和に焦点を当てた「**緩和ケア**」という名称が使用されました．現在は高齢者の増加とともに，がん疾患以外の疾患も含め，症状緩和だけではない**全人的ケア**に視野が拡大された「**エンド・オブ・ライフケア**」という概念が一般的になっています．

実践知：専門家や技術者の実践活動には，言葉にすることが難しく，伝統的に実地経験から学ぶことを優先してきたものが多くあります．看護の実践の詳細も，基本的な看護の

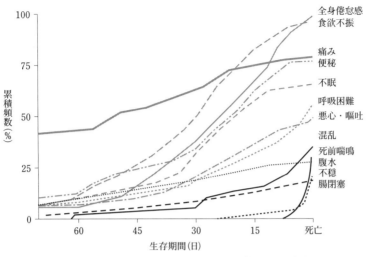

図9-4 主要な身体症状出現からの生存期間（206例）
出所：恒藤他（1996）．

考え方を除けば，概ねそのように伝えられてきました．しかし，徒弟式の伝承には共有の範囲に限りがあり，より多くの人々に知識として広めることが困難です．また，高齢化や慢性疾患の増加，障がいを抱え長く生きる人々の増加により，看護実践も，より人間的な関係の中で教育指導したり，癒し癒されたりする関係が重要になっています．そのような実践には，既存の理論では説明しきれないさまざまな知恵が含まれます．看護実践に潜む知をどのように共有可能な知にするかは，看護学の課題の1つと言えます．

3　自分らしい逝き方に向けた訪問看護の実際の取り組み

　上記のBさんは，亡くなるまでの20カ月間を，訪問看護などの地域のサービスを利用して，住み慣れた自宅で過ごすことができました．訪問看護師は，図9-5に示すような①〜⑤の支援を提供しました（図9-5；池田他，2013）．

　前述のようにBさんは，さまざまな**医療処置**を必要としていました．このような処置は，Bさんが不快な症状を最小限に抑えて，快適に日々を送るために必要なものです．Bさんは医療処置を夫に頼みたいと思っていましたが，自分も身体障害を抱えた夫は，妻の身体から突き出ているチューブ類を前にとても動揺し，「何が何の管だかさっぱりわからない！」と不安を口にしていました．看護師はいろいろな処置について繰り返し説明し，実際に目の前でやって見せ，次に看護師が見守りながら夫に処置をしてもらい，というプロセスを踏んで，夫が処置を習得できるよう支援していきました．どうしても難しい処置や負担の大きい処置は，無理に夫に学習してもらうよりも，定期的に訪問した看護師がやってしまう，と決める場合もありました．

　医療依存度の高い人でも，住み慣れた我が家や自分らしく過ごせる場所で最期まで生活したいと思う気持ちは同じです．看護師は，当事者や家族が，医療処置について怖がった

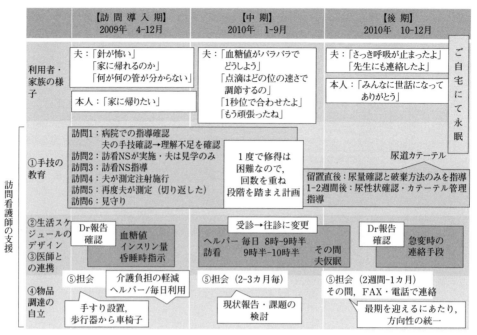

図9-5 Bさんへの看護経過
注：担会は「サービス担当者会議」の意．
出所：池田他（2013）．

り，いつも心配したりして日々の暮らしを損なうことのないように支援します．Bさんの場合にも，医療処置がBさんや夫の「普通の」生活の一部と感じられるようになるまで，すなわち医療処置が生活の中に「**日常化**」するように支援を続けました．**看護師や介護士**が訪問する時間を工夫して家族が休息を取れる時間を調整したり，日々問題解決を繰り返して夫が介護に自信を持てるように支援しました．このような「日常化」を実現するには，当事者と家族の価値観や成育歴，大事にしていること，親戚や友人など当事者と家族をとりまく社会状況について看護師が十分に理解し，この方々の望みを知り，その実現のための方策を計画する能力が必要です．

　在宅での看取りを実現するまでには，Bさんも夫もさまざまに揺れて思い迷いました．痛みは家にいても十分に緩和できるのか，苦しむ当事者を家族は見ていられるのか，**家族**が疲れ切って倒れてしまうのではないか．看護師はそのような心の揺れを深く理解し，折に触れて何気なく話題に出したり，状況が変わってゆくたびに，何が起きているのか，今後何が予測されるのかを詳細に説明したりして，意思決定を支えました．入院もいつでも可能であることを常に伝え，Bさんと家族にいつも「複数の選択肢があること」を理解して貰いました．さらに，在宅看取りに際しては，**多職種**が足並みをそろえて支援ができるように，情報共有や連携が求められます．Bさんの場合にも，状態に変化があるごとに多職種間の会議（「サービス担当者会議」）が行われ，相談を繰り返しました．

　以上のような支援で，Bさんの夫は介護に自信が持てるようになり，Bさんにゆったりと向き合って過ごすことができるようになりました．Bさんは穏やかに生活し，「ありが

とう」という言葉を家族に遺して，旅立って行きました．

　このような看護職による優れた実践の詳細は，これまでほとんど言語化・明示化されてきませんでした．看護実践では複数の活動が同時並行で起こり，1つの行為が複数の目的を持っていたり，1つの目的のためにさまざまな支援を重ねて実施したりしています．このような複雑な「**現場**」の知の解明や蓄積のあり方は，今後**看護学**の研究として発展が求められます．

4　最後まで「その人らしさ」を尊重するために

　誰もが最期の日まで自分の望む生活を送れるようになるには，**訪問看護**をはじめとする各種の支援において，量的にも質的にも更なる拡張が今後必要です．在宅をはじめとする病院以外の場所での看取りを今後推進するためには，どのようなことが求められるでしょう．多職種連携，意思決定支援と倫理，実践知の解明と研究方法の開発，などがキーワードになるかもしれません．

　より深く考えてみたい場合は，以下などを参考にすると良いでしょう．

①石垣和子・金川克子（2008）『高齢者訪問看護の質指標』日本看護協会出版会．
②中村雄二郎（1992）『臨床の知とは何か』岩波書店．
③野中郁次郎・紺野登（2003）『知識創造の方法論』東洋経済新報社．

10章 ケアを支えるモノづくりとは？
看護学と工学の融合

0 この章の概要

病院に行くと看護師が色々な機器や道具を使っているのを目にしますが，それらの機器がどのように開発されたかをご存知でしょうか．この章では，病院の現場で生じる課題を看護学がどのように解決するのか，特に産学連携によるモノづくりの視点から解説します．

1 車いすに座っていても床ずれになる？

80歳の祖母が脳梗塞を発症し，**車いす**生活になりました．今はリハビリのために入院していますが，近々祖父との二人暮らしに戻る予定です．お見舞いに行くと，車いすに長く座っているためか，お尻が痛いといいます．看護師に相談すると**車いすクッション**の使用を勧められました．何のために使うのかを聞いてみると，**褥瘡**（じょくそう）を予防するために使用する，とのこと．褥瘡は**床ずれ**のことを指すというのが調べると分かりましたが，床ずれといえば**寝たきり**になってできるものだと思っていたので，驚きでした．それでは，車いす生活を送るお年寄りが褥瘡を作らないためにはどのような技術が必要なのでしょうか．

2 褥瘡が人々の健康に与える影響

褥瘡は，寝たきりまたは座りきりのため，強い力が皮膚の同じ部分にかかり続けることで，血管が圧迫され，酸素不足や栄養不足のため細胞が死ぬことによって発生します．皆さんのように自分で痛みを感じることができ，体を自由に動かせる場合は，体の一部分にのみ力が長時間加わることを無意識のうちに回避しています．軽い褥瘡は皮膚の損傷にとどまりますが，皮下脂肪や筋肉まで悪化すると，感染症の原因となりやすく，最悪の場合は死に至ります．残念ながら現代の医療水準でも，褥瘡を保有することは死亡する確率を高めます．そのため予防が最も重要と考えられています．

それでは褥瘡は日本でどれくらい起きているのでしょうか．疾患の多さを示す指標に**有病率**があります．有病率とは，「ある1日に入院している患者数を分母とし，褥瘡を保有している者の数を分子とした際の割合」を表します．病院や施設の種類によって異なりますが，日本の褥瘡有病率は概ね1%台から2%台に収まります．ここで興味深い数字があります．表10-1を見てみましょう．これは主要国での急性期病院における褥瘡の有病率の比較です．日本は世界で高齢化

表10-1 急性期病院における褥瘡有病率の国際比較

国名	有病率（%）
スウェーデン	17.6
オーストラリア	11.0
トルコ	10.4
スペイン	8.8
米国	6.3
オランダ	3.4
日本	1.99

が最も進んでいる国であり，褥瘡リスクが高い者が多い状況ですが，このように褥瘡有病率が低く抑えられているのは驚異的といえます．これを支えているのが日本のモノづくりの技術です．

キーワード

褥瘡予防用具：褥瘡予防に必要な最も重要な技術は，外力を低減することです．身体にかかる外力の源は体重ですので，これを小さくすることはできません．したがって褥瘡予防のためには体重が加わる面積を広くすることで単位面積当たりの力（体圧）を低減させる必要があります．身体が接触する部分を軟らかくすることで，曲面に沿うように変形し，接触面積を広くする機能を有するものを褥瘡予防用具といいます．

産学連携：民間企業である「産」と大学などの研究教育機関である「学」が連携し，新規技術を開発することや，それらを社会に実装することを指します．研究機関での研究成果を社会に還元するための製品開発やシステム開発など，看護学における産学連携の重要性が近年高まってきています．

3　日本人高齢者に特化した車いすクッションの開発

座位時に生じる**高齢者**の褥瘡はどのように予防すればよいでしょうか．従来利用されている座位用の**褥瘡予防用具**の主流は，米国で開発されたエアクッションです．エアクッションには空気の筒（エアセル）が複数本配置されており，クッションに座りながら手動のポンプを用いて自分で空気を出し入れすることでエアセル内圧を変化させ，クッションを適切な硬さに調整します．

しかし，調整がうまくいかずに空気が抜けすぎて，骨突出部分が座面に直接当たってしまう現象（＝底付き）が生じ，非常に高い体圧が発生し褥瘡ができてしまいます．逆に，底付きが起きないようにエアセル内圧を高くしすぎることも，体圧の上昇につながります．また，面積が狭い分，体が不安定になってしまうという問題点があります．このように，既存品のエアクッションは高齢者にとっては非常に使いづらいものであるといえます．これらの問題点は，そもそも米国の**脊髄損傷**者向けクッションを輸入して利用していることにあります．体の大きい，上半身の自由が利く米国の脊髄損傷者と，体の小さい，手足の不自由な日本人高齢者が同じクッションを使っているのが現状なのです．どのように圧力を低減させることが車いすクッションでは望ましいのか．その答えは臨床現場で車いす利用者をじっくりと観察することで見出されました．

私たちが座位で生じる褥瘡に関心を持つきっかけは，高齢者の座り姿勢を目の当たりにしたことでした．多くの療養型病院では，**脳卒中**の後遺症や**廃用症候群**などにより，座位を適切に保てない高齢者が多く存在しています．つまり，体を支えることができないために，前方や側方に大きく傾いているのです．そこで，実際に高齢者の殿部にどの程度の力が加わっているかを客観的に評価するために，力の分布を計測するセンサを用いて調査し

ました．その結果，高齢者の座圧分布は非常に個人差に富んでおり，左右や前後に大きく傾いていることが分かりました．さらに健常人と比較すると，前方に傾いて座っているケースが多く，また，極度に強い力が加わる場所が多く，接触面積が狭いなどの特徴が見出されました．

これらから，次のようなコンセプトの車いすクッションがあれば高齢者の車いす上で生じる褥瘡を予防することが可能であると考えました．

・底付きの自動検知機能：薄さによる底付き発生リスクと，エアセルタイプ特有の圧調整の煩雑さの回避
・ダイナミックタイプ：個々人の臀部の形状に応じた空気内圧によるフィードバック
・圧切替型：一時的に圧迫が加わる時期を回避

これらのコンセプトを製品化するパートナーとして，エアセルの素材であるゴムの大手メーカーが名乗りを挙げ，産学連携が本格的にスタートしました．コンセプトを製品に落とし込むところは**工学**の研究者が担当し，看護学の視点で試作機を評価し，修正を加えるという作業を何度も繰り返し，最終的な製品が開発されました（図10-1）．

従来の車いす用エアセルクッションの問題点は，空気内圧の調節の煩雑さと，その不備による底付きでの問題でした．それを改善するために備えた底付き検知・自動エアセル内圧調整アルゴリズムを搭載したことは，これまでにないユニークな特徴といえます．この機構により，底付きが生じたとしても自動で回避されるために，体圧が上昇することがなく褥瘡の予防効果が期待できます．さらに，径の小さい筒型のエアセルの内圧を一列ずつ変化させることで，体幹のぶれを生じさせずに圧切替を行うことが可能となっています．高齢者の場合，自身で内圧を調整することが困難であり，また，姿勢を変えるごとに調整しなおすことは現実的ではありません．したがって，これらは日本人の高齢者に適した，初の褥瘡予防用車いすクッションのコンセプトといえます．

工学的な安全性を確保した後に健常人を対象に体圧分散効果，底付き検知・自動回避機構の効果，安全性などを十分検証し，実際のユーザーである，座位を自力で十分保持することのできない高齢者を対象に検証実験を行いました（藤川他，2010）．

対象者は平均年齢85.5歳，障害高齢者の日常生活自立度がランクB（屋内での生活は何らかの介助を要し，日中もベッド上での生活が主体であるが，座位を保つ）に分類される28名の高齢者でした．従来のエアセルクッションと新たに**開発**されたクッション（メディエアワン，横浜ゴム株式会社）それぞれに30分間連続で座位を取っていただき，体圧を測定しました．その結果，従来のエアセルクッションでは，経時的に坐骨部の体圧が上昇するのに対して，新クッションではほぼ上昇しないことが明らかになりました．

この章で紹介した褥瘡予防用具は，臨床的な問題点から開発コンセプトを構築し，それを解決しうるセンシング技術を搭載することで褥瘡予防を目的とするという，これまでの看護学にはない発想の機器といえます．このような技術革新や，医療政策的な対策が功を奏し，日本は世界に類を見ない褥瘡対策先進国の地位を築きました．世界が日本の褥瘡対

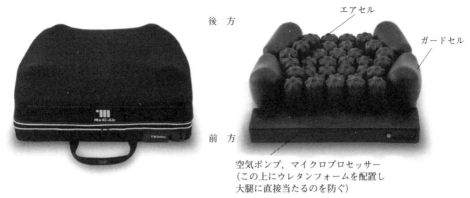

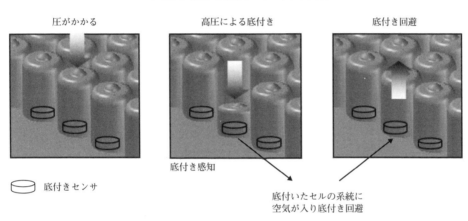

図10-1 新しいコンセプトで設計された車いすクッションと底付き検知・回避機能

新たに開発した底付きセンサを内蔵しています．身体の過度な沈み込みで底付きが起こりセンサが感知すると，底付いたセルの系統に空気が入り，底付きが回避されます．

策に注目をしているのは，単に高齢化率が高い国での対策であるからだけではなく，技術立国日本でどのような新しい技術が発信されるのかに関心があるからです．このような，現場に直接還元でき，それが世界の見本となる研究を行うことできるのが看護学の学問としての魅力といえます．

4 モノづくりを通してケアを支える「看護理工学」

高齢化とともにさまざまな疾患や障害を抱えたまま暮らす高齢者が増加し，これまでの医療のモデル，つまり，疾患や障害の予防，治療を主体とするモデルに加え，それらを抱える人間の生活を支援するモデルの重要性が増しています．看護学はこのような疾患，障害を抱える対象者の生活を支援することを目的としており，低下した，あるいは欠損した機能を補うためのさまざまな技術，機器を利用して高齢者の**生活の質**（Quality of Life）の向上を目指しています．

ここで新しい学問領域である「**看護理工学**」を紹介します．その定義は「人々の健康・

疾病に関する療養生活の支援を目的として，患者と直接長時間密に接する看護の視点を重視した研究と，新たな技術開発を行う学問領域」です．看護の現場で必要な技術は看護の視点で開発される必要があります．すなわち，ケアを支えるモノづくりは，ケアを実際に行う者がその開発過程に含まれなければならないのです．しかし，医師が手術で使う道具を自身で開発してきたように，自分で使うものを自分で作る，という当たり前のことが看護では十分なされてきませんでした．**超高齢社会**を本格的に迎え，看護師が自律的に療養者に向き合う時代の中で，看護理工学は極めて重要な学問となります．読者の皆さんには，看護に必要な技術開発がどのような学問基盤で行われるべきであるかを論じた我が国初の教科書，真田弘美・森武俊編『看護理工学』（2015年，東京大学出版会）を手に取ってもらいたいと思います．未来の看護がどのように国民の命を守っていくのか，その一端を垣間見ることができるでしょう．

Column②

テクノロジーで「みまもり」を変える

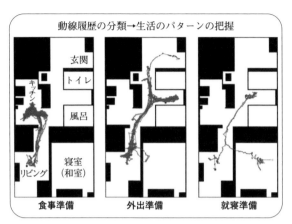

図　宅内生活動線履歴の例

　独居者の動線を 24 時間 1 年間記録し続け停留によって分節化した上で動線のパターンを計算機で自動分類します．例えば，キッチン内で冷蔵庫，シンク，レンジ台，電子レンジの前を行き来し，しばしば電子レンジやリビング内のテーブル付近に立ち寄るのが，この人の食事の準備の際のパターンであることが把握されます．パターンから次に行く場所を予測したり，パターンからの逸脱により異変の検知を行なったりすることができます．このような詳細な動線が記録されていなくても，焦電型赤外線人感センサのような，その部屋に人がいたかいなかったかだけが分かるような簡易なセンサのデータからも生活異変の検知が可能であることが確かめられつつあり，独居高齢者の見守りサービスへの展開が期待されています．

　看護学と ICT 技術，情報・計測・機械工学との関わりはまだまだ少なく，工学や情報科学の進展を看護の進化に接続することが十分に行われているとは言えない状況です．現代の医学は工学や分子生物学などの技術や方法論と，それに関わる科学的知見に基づいて急速に高度に発展し，医療の進歩はある意味異分野越境によって支えられています．看護・介護のさまざまな場面でも多種多様な医療機器が用いられ，その活用を看護師が中心となって行っています．客観的なデータ，迅速で信頼性の高いケア介入に大変有用であり，今後もその種類や数が累進的に増えていくことは間違いありません．

　高齢者の転倒などのアクシデントを予見したり，認知機能の低下の予兆を検知したりするなど，健康管理や虚弱化予防に工学技術，特にセンサ測定技術や**センサデータ分析技術**を活用する研究が盛んになってきています．24 時間 365 日人に寄り添ってセンサで計測・記録しておく仕組みです．患者が病院やクリニックで医師や看護師に病気や怪我を抱えた状況で対面したときの断片的な情報のみからではなく，日常的な生活や健康状態を常時把握しておくことで，逆に「ふだん」とは違うという異変を検知，予測するというコンセプトです．携帯電話に内蔵された加速度センサで動きや活動度を測ったり，腕時計に内蔵されたセンサで拍動や睡眠度を測ったりして，そのデータをクラウドに集積して健康をモニタリングするサービスも同じような考え方で展開が始まっています．このようなセンサを中心とした機器，収集されたデータを自動解析するソフトウェアアルゴリズム，それらに基いてケアを計画・実施する看護師のようなヘルスケアプロフェッショナルとが協調することが健康を維持する**パーソナライズド看護**の基盤となり，住み慣れた環境での生活を支えることが期待されます．

11章 被災者を支えるまちづくりとは？
地域診断に基づくコミュニティ・ディヴェロップメント

0 この章の概要

　地震や津波，台風など，様々な災害に襲われる日本．町の様相を変えるほど大きな災害が起きた後には，人々の暮らしを立て直し，人々の絆を取り戻し，より強い町を作り上げていく必要があります．その際，町全体の人々の体と心の健康に気を配ると共に，閉じこもりがちな人々，声の小さな人々も自分たちの暮らしを取り戻せるよう，寄り添って声を拾い上げ，共に歩んでいく，保健医療の専門家が必要です．この章では，**自然災害**に見舞われた町において，「**保健師**」と呼ばれる人々が，どのように現状をアセスメントし，対策を実行していくか，そして研究者がそれをどのようにサポートしていくかを見ていきます．

1 災害後の地域住民の健康を守る保健師

　海が山に入り込んだ複雑な地形を持つ地域にあるA町は，大きな地震とその後の津波で，甚大な人的・物的被害を受けました．特に町の中心部は壊滅的な被害を受け，多くの人命が失われ，多くの建物は流されました．被災直後の人々の健康や生活を把握し，支援につなげるために「保健師」が重要な役割を果たしましたが，ここでは割愛します．

　町では仮設住宅の建設に取り組みましたが，被害にあった土地を避けるために，急な坂道を上った先や，川の上流に住宅が建設されました．災害から約半年ほどたった時点で，家を失った住民の多くは元の住まいから遠く離れた場所で新生活を始めることとなりました．入居に際し，希望を募って抽選で入居者を決めていったため，今まで近所で暮らしていた人々が離れ離れになりました．海に近い開放的な土地で，比較的広い住戸で暮らしていた人々にとって，狭い仮設住宅での生活になじむのが難しいという声も聞かれました．

　日本中の市町村には，住民の健康管理を主な仕事とする「保健師」という免許を持った人たちがいます．A町の保健師は，住民たちが家に閉じこもりがちになり，精神的にも参っていることに気づき，研究者と共に対策を検討することとしました．

2 東日本大震災後の仮設住宅

　2011年3月11日に発災した東日本大震災では，死者1万5893名，行方不明者2573名，負傷者6152名という未曾有の規模の人的被害が生じ（2015年9月現在，復興庁），建築物では約13万戸が全壊しました．およそ5万3000戸の応急仮設住宅が建設され，多いときには10万人が仮設住宅に暮らしていましたが，2015年1月には8万人強に落ち着きま

した．このほか，公営住宅や民間住宅で避難生活を送っている人も併せると，2015年1月の避難者数は約21万人です．

> **キーワード**

災害後に生じる健康影響：災害が発生すると，その災害自体による短期的な健康被害だけでなく，より長期的に健康への影響が生じます．

まず，**被災地**の医療施設の機能が制限されたり，交通事情の変化で**被災者**がそこに行くのが難しくなったりするために，薬が飲めなかったり診察が受けられなかったりして持病が悪化する人が出てきます．また，避難所や仮設住宅での生活のために環境が変化し，今まで出来ていた生活行動が出来なくなって，より重い介護を要するようになる人も出てきます．

精神的な影響としては，**外傷後ストレス症候群（PTSD）**がよく知られています．災害直後には**急性ストレス障害（ASD）**として，苦痛な体験が繰り返し思い起こされて感情が麻痺したり，激しい不安や怒りを感じたりします．災害発生後1カ月頃から発症するのがPTSDで，悪夢やフラッシュバック，感情の麻痺，睡眠の障害などが起こり，適切な対応がなされないと長引くこともあります（参考：東京都立中部総合精神保健福祉センターウェブサイト）．

被災者の心理的プロセス：被災者がたどる心理的プロセスとして，災害の発生直後には，被災のショックを受け，あるいは身近な人を守ったり危機をかいくぐったりすることで感情の高まりを経験した後，災害体験を共有し，互いに助け合い，気遣いあうムードに包まれ，被災者同士が連帯感を感じる「ハネムーン期」に移行するというものがあります．その後，なかなか復興が進まず，同じ被災者間でも復興の程度に差があり，実際には以前のようには戻らないといった現実を突きつけられる「幻滅期」に移行し，最終的には「再建期」へと到達して，新たな生活を築いていく，という流れです（参考：東京都立中部総合精神保健福祉センターウェブサイト）．このモデルは，災害の程度により各時期の移行速度に差があるのに加え，すべての被災者に当てはまるとは限りません．しかし，特に被災後一定の時期を経てから精神的健康や住民間の連帯が損なわれるという現象を説明するのに，「ハネムーン期」から「幻滅期」への流れは，説得力があります（図11-1）．

保健師：日本中の市町村や都道府県には，「保健師」という免許を持った公務員が働いています．その数はおよそ3万4000人です（2012年末現在）．保健師は，看護師の免許も持っていて，個人の健康や病気に関する知識や技術と，集団や町全体に働きかけるための知識や技術を併せ持ち，地域全体の健康状態の向上のために働いています（詳しくは全国保健師教育機関協議会，2012）．

地域診断：医者が患者の体を隅々まで診察するのと同じように，保健師は，町に居住する人々や環境について，あらゆる方法で情報を集めて診断をします．これが「地域診断」です．保健師は，住民の年齢構成，家族の状態，経済状態，健康状態などのデータを集め，

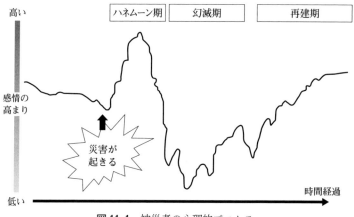

図 11-1　被災者の心理的プロセス
出所：Department of Health and Human Services, Substance Abuse and Mental Health Services Administration (SAMHSA). Training manual for mental health and human services workers in major disasters, ed2 を筆者改変.

町の中を実際に歩き回って，地形や交通量，地区により異なる「雰囲気」などを体感し，色々な人に話を聞いて町の人の考え方や困り事を把握します．これらの情報を統合して，この町で今何が課題となっているかを診断し，どんな方法で解決したらよいか対策を考えます．

コミュニティ・ディヴェロップメント：保健師が町全体の健康状態向上のために用いる技術の 1 つが「コミュニティ・ディヴェロップメント」です．町の健康状態や住みやすさを改善するためには，医療や建築の専門家が一方的に良かれと思って働きかける方法があります．しかし，次々に生じる新しい問題に継続的に対応していくためには，地域に居住する住民自身の力や知識を強め，住民自身が町に今起きている問題を認識し，自分たちの中からリーダーを選んで，自ら改善に向けて取り組むことが，より効果的です．保健師は，住民の力を育て，住民同士の結束を高め，自ら正しい方向に歩んでいけるよう支援します．

3　地域の健康調査・改善プログラム開発に向けた保健師の実際の取り組み

まず，A 町の保健師は，住民の心身の健康に関して情報を収集することにしました．A 町では毎年高齢者全員に対して，体の機能や病気の有無についての調査を行い，今後必要とされる介護や福祉サービスの量や種類を考える参考にしています．**高齢者健診**の時に調査票を集め，健診に来ない場合は高齢者の自宅を訪問して直接の聞き取りを行っています．震災の年には，研究者が調査結果の分析に協力しました．例年の分析に加えて，仮設住宅に住む高齢者とそうでない高齢者で身体状況がどう異なるかを比較しました．すると，整形外科での治療を要するような状態（足や腰の痛みなど）が，仮設住宅の住民でより多く見られることがわかりました．表 11-1 に調査の結果を示しています．2011 年，2012 年とも，仮設住宅に住む高齢者の方が，年齢はむしろ若いにもかかわらず，高血圧や整形外科系の疾患を訴える人が多いことが分かります．

表 11-1　A 町高齢者の居住場所別に見た年齢と疾患

	2011 年		2012 年	
	仮設	その他	仮設	その他
回答者数	1,119 名	1,934 名	1,248 名	2,326 名
年齢				
65-74 歳	569 名 (50.8%)	911 名 (47.1%)	515 名 (41.3%)	821 名 (35.3%)
75-84 歳	428 名 (38.2%)	702 名 (36.3%)	453 名 (36.3%)	751 名 (32.3%)
85 歳以上	96 名 (8.6%)	215 名 (11.1%)	120 名 (9.6%)	263 名 (11.3%)
疾患（自己申告，上位 5 つまで）				
高血圧	628 名 (56.1%)	389 名 (20.1%)	787 名 (63.1%)	436 名 (18.7%)
整形外科系の疾患	112 名 (10.0%)	80 名 (4.1%)	154 名 (12.3%)	95 名 (4.1%)
糖尿病	84 名 (7.5%)	51 名 (2.6%)	109 名 (8.7%)	58 名 (2.5%)
循環器系の疾患（高血圧を除く）	88 名 (7.9%)	46 名 (2.4%)	125 名 (10.0%)	57 名 (2.5%)
消化器系の疾患	60 名 (5.4%)	48 名 (2.5%)	83 名 (6.7%)	52 名 (2.2%)

出所：「A 町高齢者実態調査報告書」から抜粋・改変．

　また，研究者らは，仮設住宅の住民の生活や心身の状態をより詳しく調べるために，町，および仮設住宅の自治会の方々に協力を得て，震災から約 10 カ月～1 年後に，一部の仮設住宅団地において別の調査をしました．高齢者に限らず，仮設住宅に住む成人全てを対象として，仮設住宅で暮らすうえでの住みやすさや困りごと，精神的な健康状態，外出の頻度，体の状態などについての質問紙を作成し，住民に回答してもらいました．その結果，過去に行われた一般の方々への調査結果と比べて，精神的な健康状態が不良であり，他の地域の被災地の方々とほぼ同程度であることがわかりました．そして，特に高齢者においては，周りの方々からの**ソーシャルサポート**の有無が，**精神的健康**と関連が強いことが明らかとなりました．また，仮設住宅団地の中には，住民間の信頼関係や，仮設住宅における住みやすさなどを，あまり良いと思っていない人が多いところがあるとわかりました．

　研究者はこの結果を，各仮設住宅団地の方々に報告し，感想を尋ねました．その結果，仮設住宅の集会所では，外部のボランティアや住民の有志によって，様々な催しが行われるが，なかなか出てこない方も多く，参加者が限られてしまうこと，お互いの事情をよく知らなかったり，他に住む家族を頼って留守がちな方もいたりして，信頼関係を深めることが難しい場合もあることなどが語られました．対策としては，催しがある際には，普段出てこない人にも広く声をかけることなどが話し合われました．

　それから 10 カ月ほど経過した時点で，同様の調査を行ったところ，精神的健康に関する一部の項目では値が改善していましたが，「**孤独感**」に関する項目で，前回より値が悪くなっていることがわかりました（表 11-2 参照）．特に，高齢者でない男性において，その傾向が顕著に表れていました（Nagata et al., 2015）．仮設住宅内の**孤立死**や**閉じこもり**を避けようと，集会室などでの色々な催しが行われていましたが，男性は集まりに参加しづらいことが指摘されていました．特に，震災から 1 年半以上が経過して，少しずつ復興へ歩み始めている時期に，以前携わっていた漁業などの仕事に就くことができない男性において，孤独感が深まることは十分考えられることでした．被災者の心理的プロセスにおける，いわゆる「ハネムーン期」から「幻滅期」に入ったと言えるかもしれません．研

表 11-2　被災後の仮設住宅住民の「孤独感」
(対象：A町内の4カ所の仮設住宅に住み，2回の調査両方に協力してくれた方200名)

	被災10-12月後	被災20月後	P値
非常にある，ある	22名（11.0%）	38名（19.0%）	0.018
全くない，ない，どちらともいえない	169名（84.5%）	148名（74.0%）	

注：P値は2時点での比率の違いが，統計的に意味がある物かどうかを判断する指標．
通常0.05未満で「意味がある」とみなす．

究者は，保健師や住民のリーダーと結果を共有し，こうした方々でも参加しやすい取り組みについて一緒に検討しました．

　こうした中で生まれた取り組みの1つが，町オリジナルの体操製作です．単なる「お茶のみ」や既存の体操では，男性は集まりに参加しにくいという声がありました．そこで，町で以前からなじみのある音楽や踊りを取り入れ，「健康のため」という名目で広く参加を呼びかければ，今までこうした活動に参加してこなかった方も参加しやすくなるのではと考えたのです．

　研究者は，町で高齢者の健康づくりに関わる保健師らと協力して，体操製作プロジェクトを立ち上げました．保健師に，高齢者の健康に関し，町の中で重要人物と目される方々を挙げてもらったところ，医師会所属の医師，高齢者施設の職員，老人クラブのリーダー，健康づくりウォーキングの会のメンバーなどが挙がりました．そこで，これらの人々に町から依頼して，「体操製作検討会」を発足させました．

　検討会では，「どんな体操を作りたいか」「町ならではの音楽や踊りで，幅広い年代になじみのあるものは何か」などについて自由に話し合いを行いました．ある程度のコンセプトが決まったところで，研究者は運動に関する専門家と相談して，**介護予防**すなわち，介護が必要な状態になることを防ぐために効果的な動きを取り入れ，体操の動きの案を作っていきました．たとえば，転倒予防のためにバランスをとる動きや足の筋力を高める動きを取り入れたり，腰痛予防のために上体を伸ばす動きをしたり，という具合です．体操の骨格ができたら，町の個性を活かす仕草を追加するなどして，体操の動きを固めていきました．さらに，体操の名前を決定して，町のオリジナル体操が完成しました．

　普及の方法についても検討会の全員で話し合い，どこにどのような媒体を配布すれば，多くの住民の目に触れるか，誰がどのような機会に体操を普及させていくかを考えました．完成した体操を，町の名所である島の見える海岸や桜のきれいな丘の上で，住民自身に実演してもらって撮影し，体操のDVDを作成しました（松永他，2014）．

　完成版のDVDは町のイベントで披露され，集会室や談話室での健康相談の場での紹介・指導が行われ，現在，町全体への普及が図られています．「新しい体操」による好奇心の刺激，独自の音楽（町民歌と漁場音頭）や動き（漁師や伝統芸能の動作）による町への愛着心の高揚，体を動かすことによる爽快感，集まって体操を行うことによる住民間の交流などが，町民の心身の健康につながると見込んでいます．現在，研究者としては，町内への普及活動をサポートするとともに，町内会のリーダー格の方々に対し，体操の普及

前後での住民活動の実施状況や参加状況を比較するための調査を行い，この取り組みの効果検証を試みているところです．

4 地域診断に基づくコミュニティ・ディヴェロップメントが健康なまちをつくる

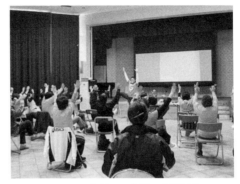

図11-2 住民への体操の指導風景

東日本大震災の被災地では，地域により速度は異なるものの，徐々に復興の歩みが進められていることは間違いありません．しかし，その一方で，変化の中で取り残されたり，次に進むのが難しいと感じたりしている住民もいます．たとえば，自力で自宅を再建する力のある住民が仮設住宅から転居していくにつれ，仮設住宅に残る住民の中には，「取り残され感」「孤独感」を感じる者が出てきます．

復興住宅が完成して，仮設住宅からの転居がかなっても，仮設住宅でいったん築いた人間関係をまた一から築き直さなければならない，という困難があります．仮設住宅は狭くて住み心地がよいとは言えませんでしたが，復興住宅は，集合住宅にせよ戸建てにせよ快適な分，中に閉じこもってしまって外から見えにくくなるという懸念があります．

一方で，震災から時を経て，外部から様々な活動機会を提供していたボランティア団体などは徐々に手を引いており，被災者に寄り添った活動を行える人材は不足しています．保健師などの医療福祉専門職や行政職員も，常に人材不足の中で活動を行っています．

被災地の保健師らは，今後も懸念される，精神的健康の悪化やそれに伴う孤独死・自殺，閉じこもりによる歩行機能などの悪化や要介護状態への移行，生活習慣の乱れやアルコール摂取の増加等に伴う内臓疾患の増加などを視野に入れ，地域での健康づくりや介護予防，見守り体制の強化などに，コミュニティ・ディヴェロップメントの手法を活用しながら取り組んでいます．我々研究者は，活動の根拠や効果を示すためのデータの収集や分析，効果的と思われる活動の提案とサポートなどを通して，被災地の住民の健康状態の維持・改善と復興支援に対して役割を果たすとともに，被災地の復興支援のあり方に関する新たな知見を蓄積していきたいと考えています．

参考図書・資料として，以下を推薦いたします．

①全国保健師教育機関協議会監修（2012）『保健師まるごとガイド：資格のとり方・しごとのすべて』ミネルヴァ書房．
②東京都立中部総合精神保健福祉センター「『被災者の地域における心理的経過』の理解」（http://www.fukushihoken.metro.tokyo.jp/chusou/jouhou/saigai.html）．

12章 看護職を惹き付ける職場とは？
患者のために力を発揮できる職場づくり

0 この章の概要

　看護職は人々が生涯を通して健康を保ち，その人らしく生きることを支える専門職で，病院だけでなく，地域・在宅や介護福祉施設，行政機関などのさまざまな場で活動しています．看護の力が患者の死亡率や生活の質に影響することが報告され，世界各地で看護職を確保する取り組みがなされてきました．看護職確保の決めては，患者・地域住民へ良質なケアを提供できる職場，看護職が研鑽しながら力を発揮できる職場をつくることでした．

1 看護職は足りないのか？

　バスの中で女子高校生2人の会話が聞こえてきました．「進路決めた？」「やっぱり看護師になりたくて，第一希望は○○看護大学にした」「えーっ，看護師?! 夜勤もあるし，きつそうじゃない．看護師不足だっていうし，仕事がつらくて辞める人が多いんじゃないの」「うちの親もそう言って心配するんだよね．でも，人と関わる仕事だし，やりがいはありそうでしょ」．2人のやり取りを聞きながら，看護師のなり手が減っているのだろうか？ 看護師になっても辞めてしまうのだろうか？ と気になってしまいました．

2 増えているのに足りない看護職

　看護職には「看護師」以外にも，地域や集団の健康増進や疾病予防活動を行う「保健師」，助産や新生児ケアなど周産期を中心に女性の生涯の健康を支える「助産師」，医師・看護師の指示下で看護業務を行う「准看護師」がいます．2013年の調査では，就業看護職は計157万人で，そのうち看護師が110万人強，准看護師37万人強，保健師6万人弱，助産師4万人弱でした．病院で働いている印象が強いですが，4割の看護職は診療所や訪問看護ステーション，介護福祉施設，行政機関，教育機関など病院以外で働いています（日本看護協会「平成26年看護関係統計資料集」）．

　看護職は減っているのでしょうか．2012年度の離職者は約16万人で，1年間で就業者の約11%が離職していました．しかし，転職や復職などで再就業者が約14万人，新しく資格を取って働く看護職が約5万人いるので，就労看護職は毎年3万人のペースで増えています（厚生労働省「看護職員需給見通しに関する検討会」2014年12月1日資料）．

　1割強が離職していることに驚いたかもしれませんが，同年の全業種の常用労働者の離職率は14.8%で（厚生労働省「雇用動向調査」），計算方法が異なることを考慮しても，看護職の離職率は決して高くないことがわかります．新卒者に限ると，病院の新卒看護職

の離職率は 2013 年度 7.5％ で（日本看護協会「病院における看護職員需給調査」），同年の全業種の新卒離職率，大学卒 12.5％，短大等卒 18.9％（厚生労働省「新規学卒就職者の離職状況に関する資料一覧」）よりもずっと低いのです．有資格職として就労意欲が高いこともありますが，看護業界全体でワーク・ライフ・バランスの推進や新人看護職員の教育体制など，働きやすい職場づくりに取り組んできた成果だといえます．

離職率は決して高くはなく，年々就労者が増えているのに，なぜ看護職不足が話題になるのでしょうか．それは，看護の需要がそれ以上のペースで増大しているからです．厚生労働省が 2011 年度に作成した「社会保障・税一体改革で目指す将来像」では，2025 年には看護職が約 196～約 206 万人必要だと試算されています．現在の毎年 3 万人増のペースでは，約 3～13 万人不足するのです．

看護職が不足すると，看護職が疲弊するだけでなく，看護の質が低下し，患者や利用者に深刻な影響が生じます．米国の研究では，病院で看護職 1 人あたりの受け持ち患者数が 1 人増えると，患者の死亡率や救命失敗率が 7％ 上昇することがわかりました（Aiken et al., 2002）．患者の安全のためにも，看護職が元気に働き続けるためにも看護職確保は重要な課題なのです．

キーワード

マグネットホスピタル：1980 年代，米国は深刻な看護職不足でしたが，その最中でも意欲あふれる看護職が集まって辞めない病院がありました．米国看護アカデミーはこれらの病院を，看護職を磁石のようにひきつけて離さない「マグネットホスピタル」と呼び，共通する特性を調査しました．1990 年からは米国看護認証センターがマグネットホスピタルの認定を開始しました．なお，米国看護認証センターのホームページによると，2014 年 2 月時点のマグネット認定施設の平均離職率は 10.7％ で，日本の離職率とほぼ同水準でした．

エンパワメント：「エンパワメント」は力（パワー）をつけること，すなわち，権限を付与することや，能力や技術を獲得させることを意味します．元々は法律用語でしたが，1950～1960 年代に米国で黒人解放運動の理念として用いられ，その後，女性運動，市民運動，社会福祉や医療・看護にも広がりました．「社会的に差別や搾取を受けたり，組織の中で自らコントロールしていく力を奪われた人々が，そのコントロールを取り戻すプロセス」（久木田・渡辺，1998）などと定義され，社会や関わる側が変わることで，弱者・無力者とされていた人々が本来もっていた力を取り戻し，発揮できるようにします．

変革型リーダーシップ：「変革型リーダーシップ」は，流動的な経営環境の中で組織を変革し成功に導くリーダーシップで，1980 年代以降に広がりました．人は通常，得られる報酬（給与・昇進といった外的報酬だけでなく，やりがいなどの内的報酬も含む）を最大にしようと行動します．変革型リーダーシップは，そのような合理的意思決定を超えて貢献したいと思う，部下の強い意欲を引き出すリーダーシップで，部下に創造性の発揮を

表12-1 米国看護認証センター（ANCC）マグネットモデルの構成要素

マグネットモデルの5つの構成要素	看護職をひきつける14の磁力
変革型リーダーシップ	看護リーダーシップの質 マネジメントスタイル
構造的エンパワメント	組織構造 人事方針とプログラム コミュニティや医療機関との連携 看護のイメージ 専門職としての発達
卓越した専門職実践	専門職としてのケアモデル コンサルテーションと資源 自律性 教育者としての看護職 多職種連携・多領域連携
新しい知識・革新・改善	質改善
経験されるアウトカム	ケアの質

出所：Magnet Recognition Program® (http://www.nursecredentialing.org/Magnet/Program Overview/New-Magnet-Model) から筆者が翻訳.

促します（石川, 2006）.

3 マグネットホスピタル研究と魅力的な職場づくり

　米国看護認証センターはマグネット施設（マグネットホスピタル）認定プログラムの改訂を重ねていますが，2008年からは表12-1のとおり，看護職を惹き付ける14の磁力を「変革型リーダーシップ」「構造的エンパワメント」「卓越した専門職実践」「新しい知識・革新・改善」「経験されるアウトカム」の5つの構成要素に整理しました．看護職は，看護職が自律し，自らの能力を存分に発揮し，多職種と連携しながら卓越した看護実践を提供できる職場，新しい知識を積極的に取り入れてケアの質を改善していく職場，そして患者に良好なアウトカムをもたらしていると実感できる職場で働きたいと望んでいるのです．そして，そのような職場づくりの鍵を握るのが，エンパワメントとリーダーシップです．

ワーク・エンパワメント

　看護職は患者をエンパワメントするよう関わりますが，職場では看護職自身がエンパワメントされることが大切です．カナダのヘザー・K・ラシンジャーは看護職のワーク・エンパワメントに関する一連の研究を行い，図12-1のように看護職の**構造的エンパワメント**が高まると**心理（精神）的エンパワメント**が高まり，その結果，組織によいアウトカムがもたらされることを明らかにしています．

　構造的エンパワメントが高い職場とは，挑戦したり学習したり成長する「機会」に恵まれ，仕事に必要な「情報」や「資源」を入手でき，上司や同僚，部下から「支援」を受けることができる職場です．仕事をする上で必要な「公式権限」を与えられ，慣習や人間関係など「非公式の力」で邪魔されることもありません．そのような構造的エンパワメント

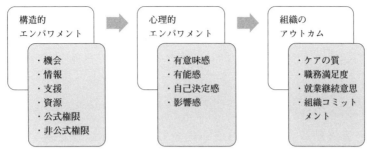

図12-1 ワーク・エンパワメントモデル
出所：ウェスタン大学ラシンジャー教授のホームページ（http://publish.uwo.ca/~hkl/index.html）および一連の研究から筆者が図を作成.

の高い職場で働く看護職は，心理的エンパワメントが高い状態になります．つまり，自分の仕事が意味のあることだと感じ，自分の能力に自信を持ち，自分の考えで仕事を進めることができ，自分の仕事が組織に影響を与えるという感覚を持つようになります．そして，心理的にエンパワメントされた状態で働く看護職は，職務満足度や就業継続意思，組織コミットメント（組織への一体感や忠誠心）が高く，良質なケアを提供する傾向があることがわかっています．

看護管理者は，看護職1人1人の心理的エンパワメントが高まるよう，構造的エンパワメントが高い職場をつくる必要があるのです．

組織を変えていく力，自分を変えていく力

看護管理者の変革型リーダーシップや人間関係を重視したリーダーシップが，看護職の職務満足度や組織コミットメントを高めることや，患者の満足度を高めたり，死亡率や転倒事故や褥瘡などの有害事象を減らしたりすることが，いくつかの研究で報告されています．しかし，変化・創造性はリーダーによってのみもたらされる訳ではありません．1人1人の職員がビジョンをもち，対話を通じて互いを理解し，個々のビジョンと一体となった組織の**共有ビジョン**（ありたい姿）をもつことは組織を変える力につながります（センゲ，2011）．

事例を紹介したいと思います．あるリハビリテーション病院で看護職・介護職の混成グループをつくり，「患者がこうなるといいな」「こんなケアを提供したいな」という「夢」を語り合いました．そして，たくさんの夢の中から皆で共有できる夢を選び，その夢に近づく方法や各職員の役割分担を考える作業を行ったところ，参加者は翌年も，職員間の相互支援が高まったと感じ，活発に意見を述べたり，ケアの充実への努力をするよう変化していました（菅田・武村，2004）．互いの思いを語り，ビジョンを共有することの力は，チームが苦境にあるときにも発揮されます．ある病院で血液がんの病棟が緩和医療の病棟に変更することになりました．看護職は当初，病院の方針への不満や自分たちに対応できるかの不安で動揺していました．しかし，病棟内のさまざまな単位で繰り返し話し合い，徐々に自分たちが目指す姿を描いていきました．そして，目指す姿に近づくために工夫と

努力を重ね，さまざまな専門職と連携しながら，患者と家族の希望を実現する緩和医療に取り組むようになりました．看護職は「緩和ケアをもっと学びたい」と積極的に学会や研修に参加するようになり，1年後には半数の患者の在宅療養への移行を実現しました（武村，2015）．1人1人が思いを語り，実現したいビジョンを職場の仲間と共有することは，組織を変えていく力，自分を変えていく力につながるのです．

4　患者と看護職双方の幸せのために看護管理学が担うこと

マグネット施設の構成要素をみると，管理者の役割が重要だとわかります．部下の力を引き出す「変革型リーダーシップ」と「構造的エンパワメント」はもちろん大切ですが，効率的に成果を挙げるためには，新しいテクノロジーを積極的に取り入れ，それに応じて組織を再設計したり，業務の流れを組み立て直したり，まったく新しいサービス形態を創り出す「新しい知識・革新・改善」も大切です．そして，患者にも看護職にもよい「アウトカム」をもたらすこと，そのために「卓越した専門職実践」を実現することが何よりも大切なのです．このような職場環境や組織づくりを支える「知の体系」が看護管理学です．**看護管理学**は経営学，心理学，教育学，工学，法学，政治学などのさまざまな学問と融合しながら発展していく分野なのです．

さらに詳しく学びたい方には，次の書籍を推薦します．
○中村和彦（2015）『入門　組織開発：活き活きと働ける職場をつくる』光文社新書．

Column③

「我慢させない技術」を創りだす

近年,医療技術の進歩は加速しています.ロボット技術や遺伝子技術,創薬の分野など,高度化する医学診断・治療技術を駆使し,多くの大切な命が守られていることは言うまでもありません.疾患を抱えている多くの人も,治療に専念しより早く治癒したい,そのためなら辛い治療や苦痛にも耐えて「我慢」しなければならないと考えるでしょう.しかし,それは本当に必要な我慢でしょうか?

例をあげて考えます.入院する多くの患者さんが,腕などの血管にカテーテルを留置して薬液を注入する点滴という治療を受けます.大学病院で調査したところ,約2割のカテーテルが何らかの理由で,治療途中にもかかわらず抜かれていました.治療は続けなければならないため,再び別の血管に針を刺さなくてはなりません.理由の多くは原因不明の局所の腫れ,皮膚発赤,疼痛などの症状で,抜去後も皮下出血の跡が長く残ったり,血管が硬化したりすることもあります.なぜカテーテルを抜かなくてはならない現象が起こるのでしょうか.それを解明しない限り,患者さんは針で何度も刺される苦痛を我慢するしかありません.肉眼的には観察できない血管,留置されたカテーテル,皮下組織がどのように変化しているのかを,リアルタイムに,ダイレクトに,患者さんに侵襲なく観察できれば解明の糸口が摑め,それに基づいた**看護技術**の開発が期待できます.

東京大学には病院のなかに看護学の講座(研究室)があり,多職種の専門家とともに研究を推進できる仕組みがあります.その仕組みでは,医療機器メーカーとの共同研究をすることで,真に求められる看護技術をサポートする機器も同時に開発でき,実践現場にスピーディーに還元していけることも特徴としています.そこでその仕組みを活用し,超音波診断装置(エコー)を使用することで(図),腫れてしまった時にカテーテルは血管内にあるにもかかわらず,皮下に浮腫が起こっていることが観察できました.そしてその浮腫を起こしやすい要因の分析が可能になり,予防策としての新たな技術の開発に着手しています.

このように,患者さんが不必要な我慢をしなくてよいよう,臨床の現場で,多職種の専門家が知識・技術を共有し協調・連携して研究を推進できることで,看護が進化して「我慢させない療養生活」の早期実現が期待できます.

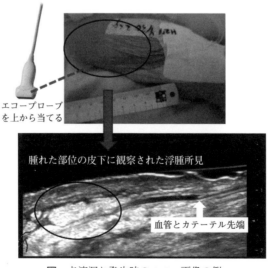

図　点滴漏れ発生時のエコー画像の例

第III部

人と社会の健康をつなぐ科学

> ▶▶▶ イントロダクション ◀◀◀
>
> 　第III部で紹介する公共健康科学では，1人1人の「人」の健康や，集団としての「人々」の健康が，社会の構造や制度，慣習や文化，人と人をつなぐ社会関係などによって，どのように影響を受けるのかに関心を寄せています．また，人々が公平に健康な状態でいられるために必要な条件を探ろうとしています．
>
> 　そのためにはまず，人々の健康状態を測定・分析する手法が必要です．たとえば，新しく開発された薬が病気を治すのに有効かどうかを科学的に証明するには，疫学的デザインによる注意深いデータ収集と，正しい生物統計学的な分析が必要です（13章）．
>
> 　近年，メタボリック症候群と呼ばれる健康問題が注目されています．肥満に糖尿病や高血圧などが重なった状態で，将来に心臓病などを発症するリスクがあります（14章）．しかし，肥満など生活習慣の改善を個人の責任とするのか，国や社会も関与するべきなのか，は政治倫理的にさまざまな立場を考慮しながら対策を考える必要があります（15章）．また，医学的な技術や知識だけによるのではなく，経済的発展や社会環境の変化など，医学とは一見関係のないことも，人々の健康に大きな役割を果たしています（18章）．最近の研究では，人々をつなぐ社会的関係の良し悪しが，健康に大きな影響をもたらしていることも明らかになっています（17章）．
>
> 　こころの健康もとても重要です．働く人々の間でストレスが原因によるうつ病や自殺が問題となっています．第III部では，個人や職場がストレスにどう対処すべきかについても考えます（16章）．生活習慣の中でも，特に重要なのは食事です．「体に良い食べ物」について情報がいろいろ飛び交っていますが，実は科学的に証明されているものは多くありません．塩分を例に食事の科学的な研究についても学びます（20章）．また，さまざまな情報を可視化して人々が医療や健康に関する情報を理解することを支援する技術についても紹介します（19章）．
>
> 　このように公共健康科学は，人の健康や行動が人々の生活する社会のなかで形作られていく複雑な過程を1つ1つ紐解いていく，推理小説のようなワクワク感に満ちた領域です．

13章 くすりの効果をどのように評価するのか？
生物統計学による科学的品質管理

0 この章の概要

みなさんは新薬の開発というと，どんなイメージをもっているでしょうか．白衣の科学者による，いわゆる実験室でのフラスコやビーカーなどを使った研究をイメージする読者が多いかもしれません．確かに，くすりのもとは植物・土壌中の菌・海洋生物などから発見された物質や，さまざまな科学技術を用いて複数の物質から合成した化合物ですので，実験室での研究は重要であり，実験室から新薬が生まれるのも事実です．しかし，この研究だけから新薬が開発されると思っているのは，残念ながら大きな誤解です．

自分が作ったものが「くすり」であると主張するためには証拠が必要であり，その証拠が得られるまでは，単なる「新薬候補物質」の1つにすぎません．いまだかつて人に使用されたことのない物質をいきなり患者さんに使うのは安全性の面で大いに問題ですので，培養細胞・動物などを使った毒性・安全性のチェックに始まり，「人が病気になったときに効くくすり」「病気を治すために許容できる安全性をもったくすり」を開発するためには，最終的には患者さんに対する実験（**臨床試験**）により，候補物質の効果と安全性を証明することが必要となります．

日本において新薬を1つ開発するのに10年から20年もの時間と多額の費用がかかるといわれていますが，その大半は臨床試験にかかわる部分であり，多くの患者さんについて実験や調査を行う必要があります．その際，個人個人で病気のなりやすさに差があったり，同じような病態の患者さんでもくすりの効き方が異なったりといった個人差が問題となります．しかし，この個人差は排除しなければならない，あるいは排除できる**バラツキ**（誤差）ではなく，評価の際に適切に考慮しなければならない要因です．また，このバラツキには誤差的な部分と意味のある部分の2種類があるため，医学研究にはどうしても統計学的な考え方（誤差を考慮に入れて意味を理解しようという視点・態度）が必要となります．この章では，**因果関係**を議論する際に基本となる「効果」と「比較」について学び，生物統計学（Biostatistics）の面白さの一端に触れることを目的とします．

1 頭痛薬は本当に効いたのか？

ある特定の個人（A君）に関して，「アスピリンを飲むことで頭痛が治るかどうか」について考えてみます．もしA君がアスピリンを飲んで2時間以内に頭痛が治ったとします．この事実（観察データ）だけによって，アスピリンはA君の頭痛を治すのに「効果」があったと言ってよいでしょうか．

2 くすりの効果を科学的に証明するにはどうすればよいか？

A君がアスピリンを飲まなくても2時間後に頭痛が治っていたかもしれないので，上の問いに対する答えは否です．すなわち，A君の頭痛に対するアスピリンの「**治療効果**」を調べるためには，「アスピリンを飲んだA君が2時間後に頭痛が治った」という事実はそれ自体だけでは意味をなさず，以下の2つの状況を「同時に」知る必要があります．

表 13-1 アスピリンの飲用と頭痛の症状改善

	飲んだ場合 （状況 1）	飲まなかった場合 （状況 2）
タイプ 1	あり*	あり
タイプ 2	あり	なし
タイプ 3	なし	あり
タイプ 4	なし	なし

注*：2時間以内の頭痛の症状改善．

> 状況1　A君がアスピリンを「飲んだ場合」に2時間以内に頭痛が治るかどうか
> 状況2　A君がアスピリンを「飲まなかった場合」に2時間以内に頭痛が治るかどうか

この2つの状況の結果がわかれば，A君個人に対してアスピリンの「効果」があるかどうかを調べることができます（表13-1）．状況1でA君の頭痛が治り，かつ状況2では治らなければ（タイプ2），A君個人にとってはアスピリンの効果があったと判断できます．しかし，どちらの状況でも頭痛が治らなければ（タイプ4），あるいはどちらの状況でも頭痛が治ったとしても（タイプ1），A君にとってはアスピリンの（上乗せ）効果なしということになります．また，アスピリンを飲まなかった場合のみで頭痛が治れば（タイプ3），A君の頭痛に対してアスピリンは負の効果をもっていたことになります．

実際にはA君はアスピリンを飲んだことで2時間以内に頭痛が治ったので，A君はタイプ1かタイプ2であることはわかりますが，そのどちらかであるかがわからない限り，A君個人に対するアスピリン飲用と症状改善の因果関係は議論できないことになります．しかし，残念ながらこれら2つの状況は，一方が観察されれば他方は絶対に同時に観察することができません．この**因果モデル**は，観察できる事実（A君がアスピリンを飲んだ場合）と事実に反した観察できない「A君がアスピリンを飲まなかった場合」の比較に基づいているため，反事実因果（counterfactual causal）モデルと呼ばれます．

この単純な因果モデルからわかることは，「個人に関する因果関係の議論はできない」ということですが，せめて個人の集まりである特定の集団についての議論なら，統計学の力を借りてなんとかならないでしょうか？　特定の集団にも，表13-1のタイプ1からタイプ4の人が混ざっていると考えられます．仮に，各個人が4つのどのタイプであるかが，以下のようにあらかじめわかっている10名の集団が存在したとします．

> タイプ1：2名，タイプ2：3名，タイプ3：1名，タイプ4：4名

アスピリンの治療効果がないタイプ1とタイプ4の対象者は個人に対する治療効果はゼロなので0点，個人に対してプラスの治療効果があるタイプ2には1点，マイナスの治療効果があるタイプ3には−1点を与えたとします．この10名の仮想集団に対するアスピ

リンの治療効果は，これら個人の効果の「平均値」をとって調べることにすると，

$$集団での平均治療効果 = \frac{0 \times 2 + 1 \times 3 - 1 \times 1 + 0 \times 4}{10} = \frac{2}{10} = 0.2 \ (20\%)$$

と求めることができます．

　この20%は，10名全員がアスピリンを飲んだ場合の結果（タイプ1と2で計5名改善）と同じ10名がアスピリンを飲まなかった場合の結果（タイプ1とタイプ3で計3名改善）の差（平均改善割合の差：$\frac{5}{10} - \frac{3}{10}$）でもあり，1つの集団に対する2つの異なった状況の比較と捉えることができます．

　残念ながら，これら2つの状況も同時に観察不能ですが，この10名を2つの集団に分けて，全員がアスピリンを飲んだ場合の結果を「実際にアスピリンを飲んだ5名の対象者の結果」で代用し，全員がアスピリンを飲まなかった場合の結果を「実際にアスピリンを飲まなかった5名の対象者の結果」で代用することを考えてみます．実際にデータとして観察可能なこの2つのグループの結果の差が，本来求めたい真の治療効果（20%）と一致するためにはどのような分け方をすればよいでしょうか？

　アスピリンが効きそうな人にはアスピリンを飲んでもらい，逆に効かなさそうな人にはアスピリンを飲ませないような恣意的な分け方では，5名対5名の比較は明らかに平等ではありません．また，男性であれば飲用，女性であれば非飲用などの分け方では，男女比較をしているのかアスピリン飲用の有無を比較しているのかが識別不能になってしまいます．

　各個人がタイプ1からタイプ4のどのタイプであるかがわからないのであれば，最も公平な分け方はランダム（無作為）に「飲む/飲まない」を決定する（**ランダム割り付け**，あるいは**ランダム化**と呼ばれます）ことです（図13-1）．ランダムに治療法を決めることで，全ての特徴が完全に同一になることはありませんが，グループの人数の増加にともない，2グループはあらゆる特徴に関してほぼ均質で比較可能な集団となり，その違いはアスピリンを飲んだか飲まなかったかだけと考えることができ，グループ間の結果の食い違いをアスピリンの効果（影響）と積極的に解釈することができるはずです．

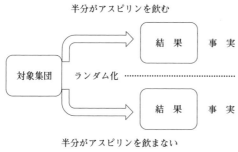

図 13-1 治療法のランダム割り付け（公平なグループ比較）

　上述の仮想的な10名の対象者を5名ずつの2グループにランダム化することを考えてみます．ランダム化のパターンは，10名から5名を取り出す組み合わせなので合計で $_{10}C_5 = 252$ 通りあり，その252通り全てにおいて各グループでの結果の差を計算したとします．アスピリンにとって最も都合が良い結果は，タイプ1とタイプ2の5名が飲用グループ，

タイプ3とタイプ4の5名が非飲用グループに割り付けられた場合で，その差は $\frac{5}{5}-\frac{1}{5}=0.8$（アスピリンを飲んだ集団のほうが改善確率が80%増える）となります．一方，アスピリンにとって最も都合が悪い結果は，タイプ3とタイプ4の5名が飲用グループ，タイプ1とタイプ2の5名が非飲用グループに割り付けられた場合で，その差は $\frac{0}{5}-\frac{2}{5}=-0.4$（アスピリンを飲んだ集団のほうが改善確率が40%減る）となります．いずれの結果も真値（$\frac{5}{10}-\frac{3}{10}=0.2$）に一致しません．

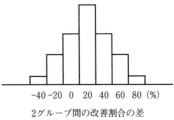

図13-2 252通りのグループ間の改善割合の差のヒストグラム

しかし，このようなグループ間の差を252通り全てで求めて，その大きさの分布（**並べ替え分布**）をヒストグラムで示すと（図13-2），252通りの結果の中で最も出現回数が多いのは20%であり（実際，252通りの平均値は20%です），真の治療効果と一致します．

対象者数が10名と少ないので，実際に実現するパターンがランダムに20%からずれてしまう「誤差的なバラツキ」が大きいですが，対象者数が増えれば，この分布のバラツキは小さくなり，その値は真値20%に集中し（**大数の法則**），その形状は正規分布に近づく（**中心極限定理**）ことが知られています．

このように，ランダム化という操作を行うことで，実際に2グループを比較した観察データの期待値が，実際には観察されない1つの集団に対する2つの介入結果の差（の平均）に一致することになり，研究仮説と観察データが矛盾しているかどうかを統計学的に調べる仮説検定における確率計算の基礎が与えられます．

キーワード

臨床試験と治験：**臨床試験**とは，医薬品や治療技術などの人への有効性と安全性を調べるために科学的に計画された研究のことです．臨床試験にはいくつかの種類・段階が存在しますが，医薬品もしくは医療機器の製造販売に関して，「医薬品，医療機器等の品質，有効性及び安全性の確保等に関する法律」（旧薬事法）上の承認を得るために行われる臨床試験のことを特に**治験**と呼びます．治験の実施には，医薬品の臨床試験の実施の基準GCP（Good Clinical Practice）の遵守が義務付けられています．

誤差的なバラツキと意味のあるバラツキ：統計学で問題にするのはデータに内在する**バラツキ**（variation）ですが，そのバラツキの理由が同定できない（あるいは，あえてしない）ものを誤差的なバラツキ（**ランダム誤差**，**純粋誤差**）と呼びます．一方，性別や年齢，疾患の重症度の違いなどによって結果の食い違いを説明できる意味のあるバラツキを**系統的誤差（バイアス）**と呼びます．この2つのバラツキは相対的な関係にあり，知識が深まれば，あるいは情報が得られれば，誤差的バラツキは制御可能なバイアス要因に転化することができます．

ランダム化（無作為化）：対象者1人1人がどのような介入を受けるかを「コインを投

げる」「さいころを振る」といった純粋に偶然の要素だけにもとづいて等確率で決定する研究デザイン上の方策です．本質的には，どの対象者がどの介入を受けるかは予見不能ということです．ランダム化により比較グループを作った研究はランダム化比較試験と呼ばれ，医薬品・医療機器・治療法などの効果を評価する最終段階での標準的な研究デザインです．ランダム化の最大の利点は，グループ間の**比較可能性**が高まり，バイアスのない平均的な効果を求めることができる点です．なお，ランダム化とは，ターゲットとしている集団（母集団）から対象者をランダムに抽出するランダムサンプリング（無作為抽出）とは異なる概念・研究方法です．

3　科学的根拠に基づいた医療を支える科学とは？

　ランダム化臨床試験は，新薬や治療・予防法などの開発と評価を適切に行うことを目標としており，日常医療を科学的に支えるためには不可欠な「人を対象とした実験的研究」です．人を対象とする限り，その計画と実施にあたっては科学性とともに十分な倫理性を確保する必要があります．我が国においても，「**科学的根拠に基づいた医療（EBM：Evidence Based Medicine）**」という概念が普及し，実践されつつあります．人を対象とした科学的研究として最も証拠能力が高い方法であるランダム化研究による成果は，EBMの中核をなしています．

　質の高い臨床試験を1人の研究者の手で実施することはほぼ不可能であり，いろいろな領域の研究者の共同作業として実施されます．特に，くすりの開発は市販前の開発治験で終わるものではなく，製造販売後の**長期大規模研究**が重要になってきます．

　例えば，血中のコレステロールや中性脂肪が増加した状態である高脂血症（自覚症状はほとんどありません）に対して，脂質異常を改善させるくすりが開発され，広く使用されています．しかし，このくすりの開発治験においては，脂質がちゃんと低下することを人に対して確認して承認されただけであり，本来我々が知りたい仮説，例えば「高脂血症に対する治療法として食事療法のみよりも，食事療法に脂質低下薬を加えたほうが将来の心筋梗塞発症を減少させることができるか」といった仮説を証明して認可されたわけではありません．このような最終的な評価項目を対象とした標準治療を確立するための実践的臨床試験は，製薬企業とは独立に研究者主導で市販後に行われることが多く，対象とする疾患の発症頻度が必ずしも高くないため，数千例，ときには1万を超える対象者数を必要とする大規模研究となるのが普通です．

　MEGA Studyは，まさに上記の仮説を我が国における動脈硬化性疾患の既往のない軽度から中等度の高脂血症患者（総コレステロール値220～270 mg/dL）を対象に検証した大規模臨床試験でした．1994年に開始され，2004年3月まで対象者の追跡が行われました．対象者は，食事療法単独（3966名），あるいは食事療法＋脂質低下薬プラバスタチン（メバロチン®）併用（3866名）のどちらかにランダム化され，冠動脈疾患（CHD）の発症（致死的・非致死的心筋梗塞，狭心症，心臓死及び突然死，冠動脈血行再建術の施行の

いずれか）が評価項目とされました．5年目での CHD 発症確率は，食事療法単独では約 2.4% であったのに対し，プラバスタチン併用では約 1.5% と CHD 発症抑制効果（一次予防効果）が認められました（図 13-3）．

4 真実を明らかにするために生物統計学・疫学を勉強しよう！

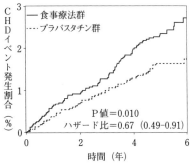

図 13-3 冠動脈疾患の累積発症割合（%）

統計学的な評価のためには，対象者数が多いほどよいと思っている読者が多いと思います．確かに，対象者数の増加にともないデータのバラツキは減少しますが，それは「誤差的なバラツキ」の減少，つまり研究の精密度の向上に寄与し，平均値を取ればゼロとなる純粋誤差を小さくしているだけです．人を対象としたデータには，純粋誤差に加えて，かなりの大きさの系統的誤差がそもそも入り込んでいるのが常態です．この系統的誤差は，対象者数を増やしたとしても減少するものではなく，そのような誤差を多く含んだデータから得られる結果は真実（真値）から大きく乖離します．医学研究における方法論の基礎を与える**生物統計学**では，対処法が異なるためこの両者の誤差を明確に区別します．

人を対象としたデータに潜在的に含まれるバイアスを小さくする（研究の正確度をあげる）ためには，数ではなく研究デザイン上の工夫とデザイン通りに研究が遂行されるような**品質管理**が必要となります．比較研究を念頭におけば，ランダム化がバイアスを小さくする最強の手段ですが，全ての医学研究でランダム化が可能とは限りません（むしろランダム化ができる研究のほうが特殊です）．観察をその方法論の根幹とする**疫学研究**（健康・疾病に関する事象を集団の中で計量的に捉え，これらの原因や影響因子とその強さを評価し，最終的には予防手段につなげる実践の学問）では，バイアスの除去との戦いです．

バイアスの少ないデータをどのように収集するか，そのデータをどのように解析するか（統計解析）の方法論を提供する生物統計学の専門家は，臨床・疫学研究を実施するうえで必須の存在ですが，我が国ではその数が少ないのが現状です．このような分野に少しでも興味をもった読者は，ぜひ我々の分野に飛び込んできてください．

14章 メタボはなぜ悪いのか？ 解消できるか？
肥満の健康科学

0 この章の概要

　日本では高品質な医療サービスを，誰もがどこでも必要な時に利用できるユニバーサルヘルスケアを**国民皆保険制度**により実現しています．また，「『ゆりかごから墓場まで』を超えて」というスローガンを掲げ，生涯を通じた健康管理活動が行われています．なかでも自覚症状がない段階から病気を早期に発見し，早期に治療することを目的とした健診・検診システムを充実させてきました．さらに，日常生活における運動，食事，休養などの健康的な生活習慣の実践・継続のための国民健康づくり運動を積極的に展開してきました．このような公共性の高い社会環境の整備により，健康水準を高め，世界最高水準の長寿国となり，国際的に成功事例として注目されています．

　先進諸国のほとんどが肥満者の急速な増加に悩まされているなか，日本は肥満者の割合を最も低い水準に抑えています．ところが，肥満と強く関連する糖尿病患者数の増加は著しく，成人人口の約50％以上が高血圧，30％以上が脂質異常症であり，高齢者人口の増加とともに国民医療費と介護費用の継続的な増加が危惧されています．このような背景から，医療・介護制度を持続可能にするための施策の1つとして**メタボ対策**が始められています．メタボというタームはテレビや雑誌のコマーシャルなどでよく用いられ，国民の認知度は一気に高まりました．しかし，必ずしもメタボの意味を正しく理解しているわけではないのも現状です．ここではメタボについての正しい理解とその解消方法について考えます．

1 お父さんはメタボ？

　電車を利用して移動する時は，誰にも邪魔されずに資料等を読むことができるので，好きな時間です．ある日，高校生にも大学生にもみえる女子3人が楽しそうに大きな声で喋っていたので，資料を閉じて耳を傾けてみました．「ねえ，テレビでメタボ，メタボっていっていたけど，なにそれ？」「ああ，おなかが出張った中年おじさんのことだよ」「きもちわるい！　汗かいて，ベトベトしていそう！」「そう？　うちの母が父さんもメタボだって心配していたわ．解消できそうにないって．父さんは，メタボ健診を受けると色々面倒なこと言われるからって，健診行くのはいやだって言っているし．でも私は別にいいと思うわ．少しばかりお腹が出ているだけじゃん．ぽっちゃりしていた方がかわいいし」「へえ．あなた趣味わるい」「違うってば．日本人のメタボって大したことないって．アメリカ人なんかの太り方ってすごいじゃない．父さんも日本は大げさだって言ってたわ」な

どと，とりとめもない会話を楽しんでいました．皆さんの関心はメタボよりも外見にあり，好き嫌いといった好みの問題のようでした．

2 なぜメタボはこわいのか？

メタボを正しく理解することから始めよう
メタボとは，単に太っているとかお腹周りが大きくなっていることを指すのではありません．メタボは**メタボリックシンドローム**（Metabolic Syndrome）を短く表現している略語です．日本語では代謝性症候群，内臓脂肪症候群などといいます．

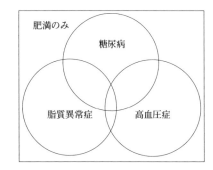

図 14-1 肥満者の多くは肥満に伴う合併症を持っている
出所：http://www.mhlw.go.jp/shingi/2006/02/s0215-4k.html.

肥満（日本肥満学会肥満症診断基準検討委員会，2000）になると，高血圧，糖尿病，脂質異常症などといった複数の合併症を持ちやすくなります．実際に，日本全国の調査である「国民健康・栄養調査」の結果をみると，20歳以上の成人肥満者のなかでこれらの合併症を持っていない人は約20％に過ぎず，残りの約80％の人はいずれかの合併症を1つ以上持っています（図14-1）．

しかし，同じ体重であっても脂肪が蓄積する部位（**体脂肪分布**）は人によって異なっていて，臀部や大腿部などに蓄積しやすい人（末梢性，女性型，洋ナシ型，下半身型肥満）がいる一方で，お腹周りに脂肪が蓄積しやすい人（中心性，男性型，リンゴ型，上半身型肥満）がいます．また，皮下に脂肪が蓄積しやすい人（皮下脂肪型肥満），お腹の内臓の周りや内臓のなかに脂肪が蓄積しやすい人（内臓脂肪型肥満）がいます．

比較すると，中心性や**内臓脂肪型肥満**の人の方が高血圧，糖尿病，脂質異常症などを合併しやすいことがわかっています．このような人々は，たとえ体重からみると肥満でなくても，その後，合併症の数に応じて心疾患や脳卒中などの疾患を発症しやすいことも明らかになってきました（図14-2）．

そのため，内臓脂肪型肥満で高血圧，糖尿病，脂質異常症などを合併している場合を**メタボ**という新たな症候群として扱うようになりました．

内臓脂肪の多寡は，CTスキャンで測定してきました．腹囲はCTスキャンで測定した腹腔内脂

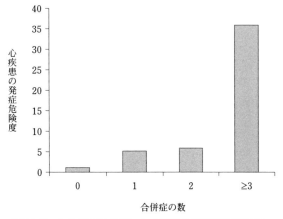

図 14-2 合併症の数が多いと心疾患の発症危険度が高い
出所：http://www.mhlw.go.jp/shingi/2006/02/s0215-4k.html.

腹囲	追加リスク	
	①血糖②脂質③血圧	
≧85cm（男性） ≧90cm（女性）	2つ以上該当	メタボリックシンドローム該当者
	1つ該当	メタボリックシンドローム予備群
①血糖　空腹時血糖 110 mg/dl 以上 ②脂質　a：中性脂肪 150 mg/dl 以上かつ・または 　　　　b：HLD-C 40mg/dl 未満 ③血圧　a：収縮期血圧 130 mmHg 以上かつ・または 　　　　b：拡張期血圧 85 mmHg 以上		

図 14-3　日本のメタボリックシンドロームの診断基準

注：高 TG 血症，低 HDL-C 血症，高血圧，糖尿病に対する薬物治療を受けている場合は，それぞれの項目に含める．
出所：http://www.mhlw.go.jp/shingi/2006/02/s0215-4k.html.

肪量と高い相関を示し，高血圧，脂質・糖代謝異常とともに心血管系疾患や死亡率を予測できることが**疫学研究**にて示されてきました．そのため，**腹囲**はこれらのリスクが高い人を同定するのに効果的であると考えられ，簡便な手段としておへそ周りの腹囲を巻尺で計測するようになりました（メタボリックシンドローム診断基準検討委員会，2005）．標準的な計測方法も定められています．

腹囲が基準値を上回るとともに高血圧，糖代謝異常，脂質代謝異常のいずれか2つ以上に該当する人をメタボとして判定します．2005年に内科学会を含む8つの学会の合同委員会が作成したメタボ診断基準は図14-3の通りです（メタボリックシンドローム診断基準検討委員会，2005）．

太るとなぜメタボのようなことが起きるのか？

食事による摂取エネルギーが必要エネルギーを大きく上回ると，使いきれなかった余分なエネルギーは主に中性脂肪（TG：トリグリセリド，またはトリアシルグリセロール）として**脂肪細胞**に蓄積されます．脂肪細胞に蓄積された中性脂肪は，摂取エネルギーが不十分な時などには生命維持活動や体温の調整などに使われます．このようなことから，長い間，脂肪細胞は余分なエネルギーを中性脂肪の形で蓄える貯蔵器官として考えられてきました．

1990年代に入り，検査技術などの発達により，脂肪細胞からさまざまな生理活性物質が産生・分泌されることがわかってきました．これらの物質は脂肪細胞から産生・分泌されることから，**アディポサイトカイン**と呼ばれます．さらなる研究が多数行われ，これらのアディポサイトカインの作用や機序も次第にわかってきました．すなわち，脂肪細胞は内分泌器官としての役割を担っているのです．

必要以上に脂肪細胞が肥大すると，肥大した脂肪細胞からアディポサイトカインの分泌異常が起こります．なかでも TNFα（腫瘍壊死因子α）の分泌が高まると，糖尿病の発症

を招く一因となります．また，アンジオテンシノーゲンの分泌が促進されると，血圧を高めるアンジオテンシンの分泌が高まり，高血圧を招く一因となります．その上，PAI-1（プラスミノーゲン活性化抑制因子）の分泌が高まると血栓のできやすい状態になるので，心筋梗塞や脳梗塞の危険が高まります．さらに，脂肪細胞が肥大し遊離脂肪酸の分泌が高まると中性脂肪として血液中に多量に出ていくので，血中中性脂肪値の上昇や善玉コレステロール（HDL-C）値の減少を招きます．

日本人を含むアジア人は遺伝的素因により，体重や腹囲が欧米の人々に比べ低いところでこれらの合併症の割合が高くなることから，太ることによる疾患感受性が高いといわれています．このような遺伝子異常は，遺伝子多型と呼ばれ，集団内の頻度が高い特徴があり，脂肪を蓄積しやすくエネルギー消費を節約する特徴から**倹約遺伝子**と呼ばれます（李，2001）．

メタボは解消できるか？

メタボの解消は難しいことではありません．エネルギーの摂取と消費のバランスを負の状態にすることで比較的簡単に解消できます．すなわち，食事による摂取エネルギーを減らし，身体活動による消費エネルギーを増やすことです．

メタボの程度にもよりますが，ほとんどのメタボの人々（すなわち，内臓脂肪型肥満により血圧，糖・脂質代謝に異常が起きている場合）は約5〜10％の体重減量や腹囲減少により，これらの合併症も大きく改善させることができます．体重や腹囲を目安にしてこの程度の減量を達成すると，内臓脂肪を大きく減少させることができるからです．体重が減少する場合は，まず内臓脂肪から減少していきます．

太り方，そして減り方には個人差があります．今までの生活習慣を客観的に評価し，望ましい方向への改善が必要です．1日にして太るわけではないのと同様に，1日にしてメタボから脱出できるわけではありません．継続的な取り組みが必要です．

重要なのは，摂取エネルギーの減少のみならず消費エネルギーを増やす努力を必ず同時に行うことです．どちらか一方だけの取り組みでは，その結果は持続せず，多くの場合は失敗に終わります．短期間に過度に減量すると，リバウンドを繰り返す場合もあるので，注意が必要です．

2008年度より，40〜74歳のすべての国民を対象とした「**メタボ健診（特定健康診査（特定健診））**」が始まり，職場や住んでいる地域で受けることができます．この健診は，メタボの人あるいはその予備群を早期に発見し，早期に生活習慣を是正してもらうことで，将来に起こりうる糖尿病などの発症を予防するための制度です．

健診結果から，生活習慣の改善が必要な段階別に3つのグループに階層化されます．積極的な支援が必要，動機づけ支援が必要，望ましい生活習慣の継続のための情報提供の3つです．その他，医療機関への受診が必要な人々には受診の勧奨が行われます．

この健診は，生活習慣の見直しに主眼が置かれているので，図14-3の診断基準とは少

腹囲	追加リスク ①血糖②脂質③血圧	④喫煙歴	対象（歳） 40-64	対象（歳） 65-74
≧85cm（男性） ≧90cm（女性）	2つ以上該当		積極的支援	動機づけ支援
≧85cm（男性） ≧90cm（女性）	1つ該当	あり	積極的支援	動機づけ支援
≧85cm（男性） ≧90cm（女性）	1つ該当	なし		動機づけ支援
上記以外でBMI≧25	3つ該当		積極的支援	動機づけ支援
上記以外でBMI≧25	2つ該当	あり	積極的支援	動機づけ支援
上記以外でBMI≧25	2つ該当	なし		動機づけ支援
上記以外でBMI≧25	1つ該当			動機づけ支援

①血糖　a：空腹時血糖 100mg/dl 以上または b：HbA1c（NGSP 値）の場合 5.6% 以上
②脂質　a：中性脂肪 150mg/dl 以上または b：HDL コレステロール 40mg/dl 未満
③血圧　a：収縮期血圧 130mmHg または b：拡張期血圧 85mmHg 以上
④質問票　喫煙歴有（①から③のリスクが1つ以上の場合にのみカウント）

図 14-4　特定健診の対象者の階層化分類基準
注：斜線欄は，階層化の判定が喫煙歴の有無に関係ないことを意味する．
出所：http://www.mhlw.go.jp/seisaku/2009/09/02.html．

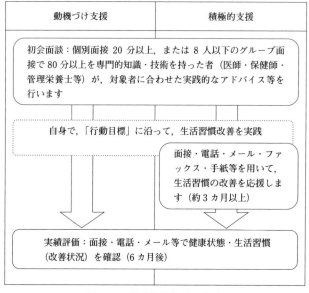

図 14-5　特定保健指導の内容
出所：http://www.mhlw.go.jp/seisaku/2009/09/02.html．

し異なる分類基準を採用しています（図 14-4）（厚生労働省「特定健診・保健指導について」）．

　支援が必要であると判定されると，少なくとも3～6カ月の間，専門家による減量支援が受けられます．これを**「特定保健指導」**といいます．個々人の生活に合わせた食事・栄養，運動に関する具体的な実践方法の支援です（図 14-5）（厚生労働省「特定健診・保健

指導について」).

　この制度は公的サービスとしては，先進的な取り組みとして世界的に注目されています．
　特定健診や特定保健指導はともに，ほとんどの場合は自己負担なしに無料で受けられるので，このような機会を利用しないのは勿体ないですね．積極的な利用が求められています．

やせの弊害にも注意が必要

　社会的にメタボの弊害が強調され，健康・体形管理の意識が高まると，減量が特に必要でない人々が減量を行う場合があります．特に，最大骨量の形成がまだ終わっていない10代後半や20代前半の若年層，妊娠を控えている人々，栄養の消化・吸収機能が劣っている高齢層の人々は要注意です．適正体重を維持し，やせすぎないように気を使うのが健康管理の基本です．

キーワード

体重による肥満の判定基準：肥満は，体脂肪が余分に蓄積した状態と定義されます．体脂肪率と相関が高い指標として考案されたのが体重$(kg) \div$身長$(m)^2$から求めるBMI（Body Mass Index）です．18.5未満が低体重，18.5～25.0が普通体重，25.0以上が肥満と定義されています．

国民健康・栄養調査：戦後の低栄養からの脱却を目指して1946年に開始された「国民栄養調査」は，毎年国民の栄養状態の評価の目的で行われてきました．2002年の健康増進法の施行に伴い，「国民健康・栄養調査」と名を変え，国民の健康状態をモニターする調査として行われるようになりました．肥満，血圧，脂質などの状況，喫煙，運動，飲酒などの生活習慣の状況などを厚労省のホームページ（http://www.mhlw.go.jp/bunya/kenkou/kenkou_eiyou_chousa.html）から知ることができます．

アディポサイトカイン：内分泌器官から分泌され，特定の標的細胞に作用するのがホルモンです．サイトカインはホルモン様の作用をするたんぱく質で，特に標的細胞が定まっていないものを指します．分泌される細胞により分類され，脂肪細胞（adipocyte）から分泌されるのはアディポサイトカインと呼びます．

Syndrome X：1988年に米国のジェラルド・リーベン博士が名づけたインスリン抵抗性症候群の名称です．日本語ではX症候群といいます．XとはX線などと同様に，病態が不明なときに使われます．実は，これより前に心疾患でもX症候群が使われていたので，こちらは代謝性X症候群などとも呼ばれました．

3　メタボの診断基準はどう決めた？

　診断基準に含まれる項目，基準値などに絶対的という概念はありません．継続的な研究による新たな発見により，繰り返し見直されるものです．メタボの国際診断基準（International Diabetes Federation, 2006）というものがあります．国際的に診断基準の整合性を持たせるためのものです．

日本の診断基準では，腹囲が基準値（男性 85cm，女性 90cm）を越え，さらに血圧，糖代謝，脂質代謝の 3 つのうち 2 つ以上該当する場合をメタボと診断します（図 14-3）．

国際診断基準では，腹囲が基準値を越え，さらに TG（中性脂肪），HDL-C（善玉コレステロール），血圧，糖代謝の 4 つのうち 2 つ以上該当する場合としています．腹囲の基準値は体型や**糖尿病**発病との関連性が人種または国ごとに異なる理由から，各国から出された研究データをもとに，日本人男性 90cm 以上，女性 80cm 以上を提案しています．

国際的に提案されている診断基準と，国内で用いられている基準が異なることは，まだまだ検討の余地が残されているということです．

どのような項目と基準を用いれば，将来の心疾患，脳血管疾患，がんなどによる死亡リスクを最もよく予測できるのか．腹囲の代わりに，身長が高い・低いといった体格を考慮した**腹囲／身長比**，体形の発達具合を考慮した**腹囲／臀囲比**なども有用な指標として提案されていて，多数の研究が進捗中です．

4　内臓脂肪病としての生活習慣病に取り組む

現在，日本人の 6 割程度は心疾患・脳血管疾患・がんなどのいわゆる生活習慣病により死亡します．本来の寿命を全うできず死ぬ場合もあり，入退院を繰り返し，本人のみならず家族や友人までも悲しくつらい思いをする場合が多いのも事実です．これらの疾患を発症する人々の，共通的な特徴を明らかにすることにより，発症リスクを事前に予測し，できる限り早めの段階で予防・治療に繋げたいという希望から，多くの研究者が挑戦を繰り返してきました．体重や体脂肪分布に関する研究もその 1 つです．

当初の研究では，メタボの人々が糖尿病や心疾患などの発病や死亡リスクが高いということを突き止めていたものの，そのメカニズムが十分にはわからず，**Syndrome X** または**死の 4 重奏**（Deadly Quartet）などと呼んでいました．

中心性，男性型，リンゴ型，上半身型肥満，内臓脂肪型肥満などといった名称も，世界中の研究者により命名された名称でした．しかし，どれもが同じ特徴を示していたことが次第に明らかになり，メタボリックシンドロームという名称に統一されたという経緯があります．そのあいだ，研究者たちが発見したことが同じことであることを互いに認知し認め合うまでにはしばらくの間の時間がかかりました．なぜかというと，その他の周辺関連研究の発展が必要であったからです．代表的な例の 1 つが，アディポサイトカインの作用や機序の解明に関する研究の発展です．研究って本当に面白いものです．病気発症や死亡リスクの優れた予測因子や診断基準の作成に，あなたも挑戦してみませんか？

その他にも多くの研究課題が残されています．例えば，メタボの是正のみならず，国民の健康的な生活習慣を支援するための公的サービスとして整備された特定健診や特定保健指導は，私達が支払った健康保険料や税金によって実施されているものです．にもかかわ

らず，この制度を利用している人がいまだ少ないのが現状です．健診受診率は50％にも満たず（2013年度47.6％），保健指導利用は20％にも達していません（同年度で17.7％）．

生涯，病気にならず，なっても重症化することを予防するためには早めの治療を心かけることが必要です．重症化してからでは，好きなことをしながら生きることはできません．糖尿病1つを取り上げてみた場合でも，**重症化**することで人工透析や失明の可能性が高くなります．

医療の世話になる期間を短くすることが，周りの人をも困らせない生き方のはずです．そのためには，自らが日頃の生活習慣を見直し，早めに受診するなどの自己健康管理が重要です．

利用できる制度の有効活用も**健康管理**活動の1つです．利用したくなる魅力のある制度にしていくには，どのようにしていけばいいのか．これも残されている大きな研究課題の1つです．

15章 健康のために自由を制限できるのか？
ウェルビーイングを考える倫理学

0 この章の概要

　この章では，米国のニューヨーク市の肥満対策「ビッグサイズの加糖清涼飲料水の規制」をヒントに，健康と倫理について考えてみましょう．キーワードは「**ウェルビーイング（well-being）**」です．これは「福利」などと訳されますが，もともとの意味は文字通り「よく在ること」です．では，いったい何が「よい」のでしょう．そこには市民の価値観が反映されます．現代社会では，あらゆる場面で価値観の対立がコンフリクトを生みだし，その解消は社会的課題となっています．その際，**社会的合意形成**のプロセスが重要な課題となります．

1 ニューヨーク市で甘いソーダが禁止になった！

　ニューヨーク市においてビッグサイズの加糖清涼飲料水の販売規制が行われ，裁判になったことがありました．そこに我々は，健康科学にもとづいた健康政策の難しさを見ることができます．

　「ニューヨーク市の成人の半数以上が**肥満**，あるいは過体重である．加糖の清涼飲料水が肥満，過体重の割合を押し上げていると市は考えた．市はこれまでレストランや公園の禁煙，レストランでのトランス脂肪酸の使用禁止など，積極的な規制を実施してきた．2012年，レストランや映画館，街なかの露店で販売されているビッグサイズ（約470 ml以上）の炭酸飲料，加糖の清涼飲料水の販売を禁止する方針を打ち出した．

　しかし，ニューヨーク州高等裁判所は，ニューヨーク市が求めていたビッグサイズの加糖飲料の販売制限に対して，それを拒否する判決をくだした．担当判事は，ビッグサイズの加糖飲料の販売規制は，市の衛生局の権限を超えていると述べた．判決を受けて，業界団体である米国飲料協会は歓迎の意向を示した．協会は政策に対し，「ニューヨーク市内の中小零細企業の多くが不利な情況に置かれることとなり，また，ニューヨーク市民の選択の自由も制限される」として反対していた」

（『ニューヨークタイムズ』2012年5月30日，2014年6月26日）

2 肥満は個人の問題か？ 社会の問題か？

肥満の影響と肥満を予防する社会

　2012年にニューヨーク市が提示したビッグサイズの加糖清涼飲料水の規制政策について考えてみましょう．甘い飲み物の過剰な摂取は肥満につながります．肥満は，心疾患，

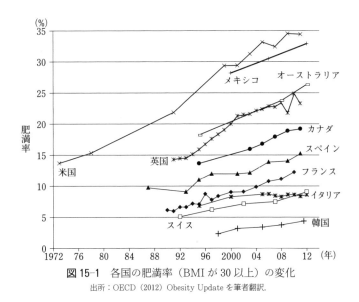

図15-1 各国の肥満率（BMIが30以上）の変化
出所：OECD (2012) Obesity Update を筆者翻訳．

脳血管疾患，いくつかの種類のがんを引き起こすと考えられています．わたしたちが健康な生活を送るためには，肥満の予防はとても重要なのです．ニューヨーク市は，市民の健康を守るために，ビッグサイズの甘い飲み物を規制するという肥満対策に乗り出しました．グラフを見てみましょう（図15-1）．肥満率を各国との比較で表したものですが，米国の肥満率は突出していることがわかります．

肥満を改善，予防するためには，体重と体脂肪率の適正なコントロールが必須です．そして，体重と体脂肪率を適正にコントロールするためには，食生活の見直し（食事の量，栄養バランス，食事時間など）と運動習慣の形成が重要となります．こうした肥満の予防には，個人の取り組みもさることながら，社会的な取り組みが要請されるのです．

ニューヨーク市のビッグサイズの甘い飲み物を規制するという肥満対策は，肥満予防に関する社会的取り組みの一例です．他にも，2010年に米国のミシェル・オバマ大統領夫人の呼びかけでスタートした子どもの肥満防止キャンペーン「Let's Move!」，同じく米国における一部の公立学校の給食での低脂肪乳の提供なども，肥満対策の政策の例として挙げることができます．

しかし，ニューヨーク市の肥満予防政策は，難航します．2014年，裁判所はニューヨーク市が提示したビッグサイズの加糖清涼飲料水の規制政策を退けました．ニューヨーク市は，なおも粘り強く規制を求めていく方針だそうですが，裁判所の判断というのはとても重いとみなさざるをえません．

さて，この裁判ではいったい何が争点になっているのでしょうか．ニューヨーク市はビッグサイズの甘い飲み物を規制することが，市民の健康につながると主張しています．肥満を防止し，健康な社会を作っていくことがニューヨーク市の目標なのです．また，肥満を予防することは生活習慣病の予防につながるので，結果として，高騰する医療費の抑制にも効果が期待されるでしょう．ビッグサイズの甘い飲み物を規制するという政策は，市

民が健康になり，かつ医療費も削減できるという，まさしく一石二鳥の政策です．しかしその一方で，この政策には一部の市民や清涼飲料水業界からの反発がありました．反対派の声に耳を傾けてみましょう．反対派は「ニューヨーク市内の中小零細企業の多くが不利な情況に置かれることとなり，また，ニューヨーク市民の選択の自由も制限される」と主張します．経済活動の機会の公平性と，市民の自由が脅かされると考えているのです．たしかに，考えてみるとそのとおりです．経済活動の機会が公平でない社会に暮らすよりも，経済活動の公平性が保証されている社会に暮らす方が，よりよい生活を享受できます．みなさんも，自由のない生活よりも，自由のある生活の方を望ましいと感じるでしょう．

キーワード

肥満：肥満は，体重（kg）÷身長（m）÷身長（m）で求められるBMI（Body Mass Index）の数値で判定されます．WHO（世界保健機関）やNIH（米国国立衛生研究所）の判定基準によると，BMI25 kg/m^{2}以上が過体重（overweight），30以上が肥満（obese）と判定されます．日本には独自の基準があり，BMI25 kg/m^{2}以上が肥満と定義され，なかでも耐糖能障害，脂質異常症，高血圧などを伴うものを肥満症の診断基準としています．肥満症とは「肥満に起因ないし関連する健康障害を合併するか，その合併が予測される場合で，医学的に減量を必要とする病態」です．肥満症は心疾患や脳血管疾患といった生活習慣病のリスクを高めます．また，胆道がん，大腸がん，乳がん，子宮内膜がんのリスクをも高めます．なお，肥満に「症」をつけたのは日本独自の取り組みで，それが医学的介入を必要とする症状であると明示化する役割を果たしています．これも，ある種の肥満予防政策と考えられるでしょう．

ウェルビーイング（well-being）：ウェルビーイングは「**幸福**」や「**福利**」と訳されます．もともとは「よく在ること」「よく生きること」です．ですから，「単に生きること」はウェルビーイングとは呼べません．人生の最期のとき，すなわち，終末期の患者さんのことを考えてみましょう．人工呼吸器の装着や血圧を上げる薬の投与が単に命をすこしだけ延ばすことができるのみという場合，しかもその延ばされた時間が単に苦しみでしかないような場合，その患者さんの生はウェルビーイングである可能性は低いのです．ウェルビーイングとは，健やかで安寧な状態，また，個人の望みや願いの満たされた状態です．また，社会の中で他者に承認されつつ自己実現が可能となる状態です．しかし，幸福・ウェルビーイングの中身は，個人，集団，社会ごとにそれぞれで，置かれた環境，目指す理想によって異なってきます．ですから，具体的に何が満たされればウェルビーイングなのかを明確に定めることはできません．

3　健康をめぐる「事実」と「価値」：社会的合意を築くには？

健康科学とウェルビーイング

ニューヨーク市の裁判における両者の言い分には，それぞれ一理ありそうです．それで

は，両者の言い分を**健康科学**の目標であるウェルビーイングの観点から考えてみましょう．健康科学は，人々の健康に資するための学問であり，人々の健康とは「たんに病気ではない」という状態以上のなにものかです．世界保健機関（WHO）によると，**健康**は「病気に罹っていないとか，衰弱していないとか，たんにそれだけのものではなくて，身体的にも，精神的にも，社会的にも完全に満たされた状態」と定義されています．この定義はとても広い定義です．人間は，単にひとりで生きているわけではありません．基本的に，人間は社会的なあり方をするものであり，社会の中で自分自身の欲求を実現し，それを社会から評価されるというプロセスを不可欠なものとしています．そのように，「単に生きる」だけではなく「よく生きる」ということがわたしたち人間の目標にほかなりません．「身体的にも，精神的にも，社会的にも完全に満たされた状態」を簡単に，「ウェルビーイング」（よく在ること）と呼んでもよいでしょう．ウェルビーイングと，わたしたちの価値観は，切っても切れない関係にあるということは，すぐにわかります．まさに，ウェルビーイングとは，価値的な概念なのです．

甘い飲み物を制限した結果えられる健康な生活は，人々のウェルビーイングを増進させるはずです．また，医療費を削減することができれば，その分の予算を他の事業や個人消費に充てることができるので，これも人々のウェルビーイングの増進に寄与するでしょう．一方で，わたしたちは自由に振る舞うこと，自由に消費行動を行うことに重要性を感じます．自由がある生活をよりよい生活として望んでいます．その反対に，自由のない社会に暮らすことは人々のウェルビーイングに適うとは思えません．さて，ウェルビーイングという視点からみることによって，ニューヨーク市の裁判の争点がよりはっきりと絞られてきたのではないでしょうか．市民の健康を増進することも，市民のウェルビーイングを向上させます．その一方で，市民の自由を保証することも，市民のウェルビーイングを向上させます．しかし，市民の健康を増進することと，市民の自由を保証すること，2つのウェルビーイングが対立してしまっているのです．まさに**価値の対立**がここで起こってしまっているのです．ここにニューヨーク市の裁判の難しさがあると言えましょう．

事実と価値

さて，ここで倫理学の基本事項について学習しましょう．**事実と価値**の区別，そして，事実から価値は導き出すことができないということです．

事実とは，世界の状態や，世界の中で起こった出来事です．そして，事実についての判断を「**事実判断**」と呼びます．たとえば，「2016年現在，日本の首都は東京である」という判断は事実判断であり，かつ，「真」なる事実判断です．「東京はむかし，江戸と呼ばれた」という判断も事実判断で，かつ，「真」です．一方，「コウテイペンギンは北極圏で暮らしている」は事実判断ですが，「偽」なる事実判断です．このように，事実判断は「真」であるか，「偽」であるかのどちらかです．この「真」と「偽」を「**真理値**」といいます．まとめると，事実判断は真理値をとる判断となります．

こうした事実判断とは異なり，真理値をとらない判断もあります．真理値をとらない判断の例を挙げてみましょう．「電車のなかでは年長者に席を譲るべきだ」「ピカソの絵は美しい」．こうした判断は，真でも，偽でもありません．「電車のなかでは年長者に席を譲るべきだ」という判断は，道徳判断と呼ばれ，「正しい（正）」か「正しくない（不正）」の値をとるものです．そして「ピカソの絵は美しい」は，美的判断と呼ばれ，「美しい」か「醜い」という値をとるものです．こうした道徳判断，美的判断が，「**価値判断**」と呼ばれます．価値判断とは，真理値をとらない判断，「真」か「偽」では計ることのできない判断なのです．

　事実と価値は分けることができるだけではなく，事実をいくら積み重ねたところで価値を導き出すことはできないと考えられています．このことはしばしば，「『～である』から『～すべき』は出てこない」と表現されます．たとえば，あなたが電車の中で年長者に席を譲ったとしましょう．「わたしは昨日，電車の中でおじいさんに席を譲った」「わたしは一昨日も，電車のなかでおばあさんに席を譲った」……．このように何度あなたが電車のなかで年長者に席を譲ろうと，その事実から，「電車のなかでは年長者に席を譲るべきだ」という道徳判断を導くことはできません．

　さて，ウェルビーイングも価値的な概念です．ですから，いくら事実を積み上げたところで，ウェルビーイングという価値は導かれません．健康科学は，健康に関する事実を積み上げる科学という側面を持ちつつ，人々のウェルビーイングという価値に目標を定めます．だから，健康科学には，「いったい，人々のウェルビーイング（よく生きること）とは何か」という，ウェルビーイングという価値に関する問いかけが不可欠なのです．そのことは，健康科学のなかに，価値，とりわけ，道徳的価値に関する学問である倫理学（**規範倫理学**）が含まれるということを意味します．

　わたしたちは，人々の間で事実が共有されつつも，価値が共有されていないという事例をいくつも指摘することができます．その1つの例が，ニューヨーク市が推進したビッグサイズの甘い飲み物の規制です．「甘い飲み物の飲み過ぎは肥満につながる」という事実判断は，規制に賛成する人々はもとより，規制に反対する人々であっても共有しています．しかしながら，「甘い飲み物を規制すべき」という道徳判断については，評価が分かれてしまっているのです．一方では，甘い飲み物を規制し，肥満を予防することは，人々のウェルビーイングを増進させると考えます．他方では，経済活動と購買行動における自由は，人々のウェルビーイングを増進させると考えるのです．

　ウェルビーイングのような人々の価値観に強く影響する法律や条例の制定，ならびに行政機関の方針決定には，人々が価値を共有していくプロセスが大切になります．このようなプロセスを社会的合意形成と呼びます．ニューヨーク市の失敗は，肥満の問題にどのようにアプローチするのか，肥満政策に関する社会的合意をいかに形成していくのかということに関する失敗だったと言えるでしょう．

　法律や条例の制定，ならびに行政機関としての方針決定には，市民の広い同意が不可欠

です.広い同意を得るためには,キャンペーンや啓発運動といった広報活動が重要となります.キャンペーンや啓発運動は,市民への教育・リテラシーとして機能します.また,日本においては行政手続法の中で定められている**パブリック・コメント**も**合意形成プロセス**の一部をなします.パブリック・コメントとは,行政機関が制度や規則を定める際に,まずは案を市民に提示し,市民が案に対してコメントする機会を設けることであり,当該制度や規則の最終的な決定に際して市民の意見が反映されます.さらに別の具体的方策として,肥満予防についての市民の広い合意を形成する方法に,**科学コミュニケーション**の方法を応用することも可能です.科学コミュニケーションとは,科学者と,その活動を支える市民との対話と相互理解の促進であり,現代社会に位置づけられる科学の営みには不可欠なものと認識されています.代表的なものとして,**サイエンス・カフェ**が挙げられます.さまざまな科学技術の話題について,一般市民と専門家が気楽に話し合う場であり,とくに合意(コンセンサス)を目指すわけではなく,コミュニケーションをとること自体に主眼が置かれます.また,社会的な論争となっている科学技術の話題について,一般市民が議論を深めるための会議手法である**コンセンサス会議**も市民の合意形成を促す方法の1つです.コンセンサス会議においては,「市民パネル」が専門家と対話しながら,市民パネルとしての合意(コンセンサス)を目指して議論を進め,最終的に合意した意見を公に発表・提案します.

4　健康政策と人々の価値観をつなぐ倫理学の役割

　健康科学が目標とするウェルビーイングは,人々の価値に関係した概念です.健康科学の成果を社会に取り入れる際には,人々の価値観を取り扱わねばなりません.そのため,市民に受け入れられやすい健康政策のためには,啓発活動,キャンペーン,健康科学の専門家と市民との対話の場,といった地道な取り組みと工夫が必要になるのです.そして,そうした健康政策を可能とする上で,健康科学の専門家が果たす役割は非常に大きいと言えましょう.

　さて,読者の皆さんにはこの章を通じて,健康科学において倫理が果たす役割を感じ取っていただけたと思います.でも,ここで説明した健康科学と倫理の関係は,倫理という迷宮のほんの入口にすぎないのです.さらに学習を進めようとする皆さんには,赤林朗編『入門・医療倫理 I』(2005年,勁草書房)を参考にしながら,倫理学の基礎,医療倫理の概要について習得することを強くお勧めします.また,健康科学と倫理の接点にある問題を考えていくためには,理系,文系を問わない,広範な学際的知識の獲得が必要となります.学問領域にとらわれない,幅広い興味関心を養うことが,健康科学の専門家には必要とされているのです.

16章 ストレスとどうつきあうか？
メンタルヘルスの科学と実践

0 この章の概要

　現代社会はストレス社会だと言われます．特に働く人では，ストレスでうつ病になる人が増えていると言われます．ストレスを感じている人はどのくらいいるのでしょう．ストレスによりうつ病になった人はどれくらいいるのでしょう．ストレスから健康を守るにはどうすればよいのでしょう．この章ではこうした問題からスタートして，人々の心の健康をサポートする科学について紹介します．さらにポジティブな心の健康，また精神的な病気で障害を持つ人たちにおける心の健康についても考えます．

1 ストレスで会社をやめてしまう人

　情報システム会社に勤める叔父さんがひさしぶりに家にやってきました．父親との話を聞いていると，叔父さんの会社では**ストレス**でうつ病になり，会社を休む人が20人に1人くらいいるそうです．叔父さんが不思議がっていたのは，ストレスがあっても元気な人もいるし，ストレスがそれほどない仕事のはずなのにうつ病になってしまう人もいることです．法律が変わって，会社では毎年ストレス調査が行われるようになったそうですが，最近話題の「ブラック企業」でもそんな対策がされているのでしょうか．また，ストレスで会社をやめてしまった人はどうなってしまっているのでしょう．

2 職場や地域でストレスはどれくらい問題か？

仕事でストレスを感じている労働者の割合

　現在の仕事や職業生活に関することで強い不安，悩み，ストレスになっていると感じる事柄がある労働者」の割合は1982年の調査以来3年ごとに調査が行われています．その割合は毎回50％を超えています（「**労働者健康状況調査**」）．

仕事のために精神的な病気になった人の数

　日本では労働安全衛生法という法律により，仕事のために（業務上）負傷したり病気にかかるか，あるいは死亡した場合には，経営者（使用者）が補償することとなっています．この**労働災害補償制度**に基づいて精神障害を理由として補償請求がなされる件数は年々増加し，2014年には1456件に達しています（図16-1）．また497件が審査の上で仕事のために精神障害（自殺を含む）になったと認定されています．

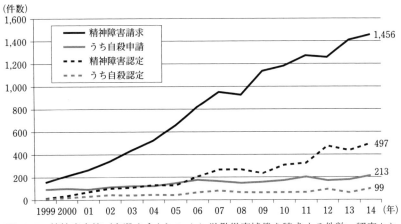

図16-1 精神疾患等（自殺を含む）により労働災害補償を請求する件数，認定された件数の年次推移

出所：厚生労働省「過労死等の労災補償状況」から筆者作成．

日本と世界におけるうつ病の患者数

　精神的な病気は，世界保健機関（WHO）のつくった「**国際疾病分類 第10版**」（ICD-10）あるいは米国精神医学会が作成した「**精神疾患の診断と統計のための手引き 第5版**」（DSM-5）という診断規準によって分類されています．これらの診断基準では，「**うつ病**」（大うつ病性障害）は，2週間以上持続するゆううつな気分，または興味や関心の減退があり，これに加えて，その期間に食欲の変化，睡眠の変化，易疲労性，集中力の低下，自責感，自殺念慮などの症状が同時に出現する病気とされています．うつ病は薬物治療や精神療法により平均6カ月程度で半数が回復しますが，慢性的に経過する者も2割程度います．厚生労働省の患者調査によれば日本における気分障害（うつ病を含む病気のグループ）の患者数は2002年から増加し，2014年には111万6000人となっています（図16-2）．日本人の約100人に1人が気分障害で治療を受けていることになります．

　しかし，治療を受けに行かない人がいることを考えると，うつ病を経験している人の割合はもっと多いと考えられます．健康総合科学科の研究者が進めている「**世界精神保健日本調査**」という調査からは，過去1年間に一般住民がうつ病を経験した頻度は約2%となっています．うつ病が誰でも経験する可能性のある病気であることがわかります．この調査は世界30カ国が参加している国際共同研究であるWHO「**世界精神保健調査**」の一部で

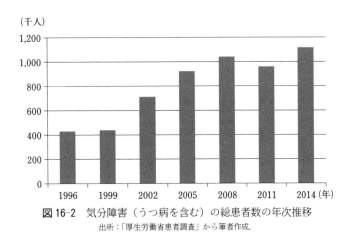

図16-2 気分障害（うつ病を含む）の総患者数の年次推移

出所：「厚生労働省患者調査」から筆者作成．

16章　ストレスとどうつきあうか？　　95

す（WHO World Mental Health Survey Consortium, 2004）．「世界精神保健調査」からは，障害調整生存年（Disability-Adjusted Life Year: DALY, 早期の死亡と障害を持って生活する年数を考慮した病気の生活への影響の大きさの指標）を指標として病気ごとの生活への影響を比較しています．うつ病は全世界で第14位，先進国では第5位に位置しており，人々の健康で幸福な生活のために予防や治療が大事な病気であることがわかります（GBD 2013 DALYs and HALE Collaborators, 2015）．

自殺

日本の自殺者数は1998年に急増し3万人を超えましたが，2012年には3万人を下回り，その後減少しています．2014年中における自殺者の総数は2万5427人で，前年に比べ1856人（6.8％）減少しました．しかし自殺者の総数に占める被雇用者・勤め人の割合は全体の28.2％とむしろ増加しています．働く人の自殺にはまだまだ注意が必要です．

メンタルヘルス対策に取り組んでいる企業の割合

日本においてメンタルヘルスを向上させるための対策に取り組んでいる事業場の割合は，2007年の33.6％から2012年には43.6％，2013年には60.7％となり，半数以上の事業場でメンタルヘルスケアが実施されるようになっています．2014年6月の改正労働安全衛生法により，常時50人以上の従業員のいる事業場では，労働者に対して医師，保健師等による心理的な負担の程度を把握するための検査（**ストレスチェック**）を実施することが事業者の義務となりました．これをストレスチェック制度といいます．このように企業におけるメンタルヘルス対策は急速に進んでいます．

キーワード

ストレス：ストレスとは何でしょう．「ストレス」という言葉は人によって，ストレスの原因を指したり，起きている症状のことを指したりしてまちまちです．まず，ストレスの3つの要素を理解しましょう．これらは①**ストレッサー**（ストレスの原因になるもの），②**ストレス反応**（ストレスの結果生じてくる症状や状態），そして③**ストレスの修飾要因**（ストレスの過程をやわらげたり，あるいは悪化させるもの）です（図16-3）．強いストレッサーがあるとストレス反応が起きて，これが長期に続くと健康問題が起きます．しかし修飾要因，例えば話を聞いてくれたり，助言したりしてくれる友人や家族がいる場合にはストレッサーが強くてもストレス反応は起きにくくなり，健康問題の可能性も減ります．「ストレス」は，こうしたストレスの各要素によって構成されるシステム全体を指す用語なのです．

心理学のストレス研究では，ストレッサーを本人が受け取るか（認知・評価），対処することができるか（対処行動）により，ストレスの影響が決まると考えられています．これは図16-3の前半部分にあたります．一方，生理学の研究者は，ストレッサーが，脳と

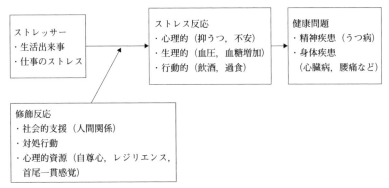

図 16-3 ストレスと健康の理論的モデル：ストレスの要素と相互関係を理解しよう
出所：筆者作成．

身体をつなぐ，視床下部―下垂体―副腎皮質系および自律神経系を介して，血圧の上昇や血糖値の増加などの身体の生理的変化を生じることを発見しました．これは図 16-3 の後半部分にあたります．健康総合科学では，心理学と生理学の両方の知識を活用してストレスと健康を結ぶ全ての過程について総合的に理解しようとしています．

仕事のストレスとうつ病：ロバート・カラセク博士は，仕事の量的負荷が健康に与える影響が管理職では小さく，組立ラインの作業者では大きいなど，職種によって異なることに気づき，その職業が持っている仕事のコントロール（裁量権）が仕事の負荷の影響を修飾するのではないかと考えました．これが「**仕事の要求度―コントロールモデル**」（Job Demands-Control Model）です．この考え方によれば，仕事が忙しいだけでは健康問題は起きません．一方，高い仕事の要求度と低い仕事のコントロールの組み合わせという二重苦状態になった時（例えば新人が仕事のやり方を決める権限がないのに，大きな責任のある仕事をまかされるなどの場合）に健康問題のリスクが高くなると考えます．また 1996 年にヨハネス・シーグリスト博士は，努力の程度に対して得られる報酬が不足している場合に，より大きなストレス反応が発生すると考えました．ここで報酬とは，給与だけでなく，将来の見込み，周囲の人たちからの評価なども含まれます．これを「**努力―報酬不均衡モデル**」（Effort/Reward Imbalance Model）といいます．仕事の要求度―コントロールモデルおよび努力―報酬不均衡モデルで定義された仕事のストレスは，うつ病のなりやすさと関係することが世界の 10 つの研究で報告されています．

ストレスマネジメント：図 16-3 のストレス過程のモデルに基づいて考えてみると，ストレスマネジメント，つまりストレスへの対策にはいくつかの方法があることに気づきます．1 つ目はストレッサーそのものを減らしたり，避けたりすることです．2 つ目はストレスの影響を和らげるような修飾要因を増やすことです．3 つ目はストレス反応が起きてしまっても，早くに回復して健康問題までに至らないようにすることです．1 つ目の，ストレッサーを減らす方法は，企業では「**職場環境改善**」といわれ，職場を見直して働く人の健康と生産性に悪影響を与える職場の環境，組織の仕組み，コミュニケーションの取り方などを改善してゆく方法として実践されています．2 つ目と 3 つ目の，ストレスを緩和

する修飾要因を増やすことや，ストレス反応を早期に改善することについては，効果的なストレス対処を学んでもらうことが有効です．例えば**認知行動療法**は，人の認知（ものの受け取り方や考え方）に働きかけることで気分や症状を改善する心理療法の1つです．この理論を応用して，いろいろなストレスマネジメントプログラムが開発されています．

ワーク・ライフ・バランスと健康：働く人の健康は，仕事以外のことによっても影響を受けます．例えば，子どもを持つ共働き夫婦約3000世帯が参加した研究からは，ワーカホリック（仕事中毒）的な働き方をしている人は，自分自身のワーク・ライフ・バランスと精神的健康を悪化させてしまうことがわかりました（Shimazu et al., 2011）．また自身のワーカホリックな傾向は，配偶者のワーク・ライフ・バランスも悪化させてしまうこともわかりました．このように仕事と家庭をつないで健康に関係する要因を明らかにするための研究が進んでいます．

精神疾患のために障害を持つ人とリカバリー：うつ病で会社を辞めてしまった人など，いったん精神疾患になってしまった人たちは，心の健康とはもう無縁の存在なのでしょうか．精神疾患のために障害を持ったとしても，自分らしく生きること，活き活きと暮らすことはできるはずです．症状がなくなることや，低下した機能が戻ることではなく，自分の送りたい人生や，ありたい姿へと近づく過程，すなわち「リカバリー」をしやすくなるような環境づくりが重要になります．リカバリーが促進されるためには，たとえば仕事を見つける，住む家があるといったことも大事ですが，さらに「ピアサポート」と言われる関係づくりが大事とされています．ピアサポートとは，仲間や同じような境遇にある人同士による支援のことです（宮本, 2013）．特に心の健康では，精神疾患の経験のある人同士の支援を意味しています．日本でも慢性の精神疾患を抱えた人たちへの保健医療サービスにおいてピアサポートの導入が広がりつつあります．

3　職場のうつ病を減らすための取り組みとは？

うつ病は人々の生活に大きな影響を与えるとともに，医療費の増加，労働生産性の低下など社会にも大きな損失を与えています．循環器疾患やがんを予防するのと同じように，うつ病を未然に予防することはできないのでしょうか．最近開発されたうつ病を予防するための認知行動療法（iCBT）eラーニングでは，インターネット上で週に1回30分，合計6回の認知行動療法についての学習を行うことができます（Imamura et al., 2015）．これまでのeラーニングは文字ベースでしたが，このeラーニングでは「まじめくん」や「なやみさん」といった社員がカウンセラーと会話しながら自分の問題を分析し解決する様子をマンガで示して，理解を容易にしています．このeラーニングの効果はIT企業で検討されました．まず，過去1カ月以内にうつ病の経験がない参加者を381人ずつ介入群と対照群に無作為に分けます．介入群の人たちは先行してこのeラーニングで勉強します．1年後に調べたところ，介入群ではうつ病に新しくなった者は0.8%であり，対照群では3.9%でした．つまり，介入群ではうつ病の発症率が対照群の約5分の1に抑えられたの

です．今後，こうした方法が広く企業で実施されるようになるかもしれません．

4 メンタルヘルスとストレスについてもっと学びたい人へ

精神疾患の診断や治療について

　一般の人でも，精神疾患の診断や治療について知っておくことは，ますます重要になっています．精神疾患の診断や治療の科学的な研究は，近年急速に進展しています．精神疾患の診断や治療の考え方について詳しく知りたい方は，以下の本が参考になります．
〇古川壽亮・神庭重信編（2003）『精神科診察診断学：エビデンスからナラティブへ』医学書院．

職場のメンタルヘルスについて

　働く人の心の健康の保持・増進のことを職場のメンタルヘルスといいます．職場のメンタルヘルスには，ここで紹介したようなストレスへの対処やうつ病の予防以外に，さまざまな活動が含まれています．職場のメンタルヘルスについてさらに学びたい方は，以下の本が参考になるでしょう．
〇日本産業精神保健学会編（2016）『ここが知りたい職場のメンタルヘルスケア：精神医学の知識＆精神医療との連携法（改訂第2版）』南山堂．

ワーク・エンゲイジメント

　働くことはストレスの原因であるだけではなく，生きがいや活力などポジティブな気持ちや行動の源にもなってくれます．オランダ出身のウィルマー・シャウフリ博士は，ワーク・エンゲイジメントという活力，熱意，没頭などの仕事に関連するポジティブで充実した心理状態が大事であると言っています．ストレスやうつ病などのネガティブな心の健康だけでなく，ワーク・エンゲイジメントのようなポジティブな心の健康の増進について今後研究が進むと期待されます．ワーク・エンゲイジメントについて知りたい方は，以下の本を読まれるとよいでしょう．
〇島津明人（2014）『ワーク・エンゲイジメント：ポジティブメンタルヘルスで活力ある毎日を』労働調査会．

17章 人のつながりは健康に影響するか？
社会と健康の関係を科学する社会疫学

0 この章の概要

近年，**孤立死**などの問題を受けて，**絆**や**つながり**の重要性が各方面で語られるようになっています．孤立死の問題がまさにそうであるように，人とのつながりは生きていくうえでとても大切なものです．一方で，つながりは煩わしいものでもあります．つながりを通じて不健康な習慣が「伝染する」といったデータも示されています．人とのつながりがどのようにして健康に影響するのかについて学びましょう．

1 高齢者を孤立死が襲う！

核家族化が進んで，**高齢者**の一人暮らしが増えています．そういった高齢者の中には日ごろの人づきあいがなく，具合が悪くなっても助けを呼ぶ相手がいないなどの理由で孤立死する人がおり，社会問題化しています．近年は20代・30代など若い世代でも一人暮らしが増え，人とのつながりが希薄な人が多く，将来の孤立死予備群として心配されています．日ごろから人とのつながりを保っておくことが大切のようです．つながりがあることはどの程度身体に影響するのでしょう？

2 人と人のつながりは健康によい？

「絆」や「つながり」は，学術的には「**社会関係（social relationships）**」といいます．社会関係が失われていること，社会から孤立していることの健康リスクについては多くの研究があります．これまでに行われた148もの追跡研究を統計的に統合した分析からは，喫煙や多量飲酒に匹敵するくらいに，社会関係が希薄（困ったときに頼れる人がいない・つながりのある人がいないなど）なほど，天寿を全うせずに早世するリスクが高いことが示されています（図17-1）．

伝統的な助け合いのしくみと健康長寿

山梨県には助け合いのしくみが数多くみられ，最近の社会調査でも全国トップクラスに「人間関係が濃厚」であることが示されています．山梨県内にみられる代表的な助け合いのしくみに「**無尽講**」があります．

無尽講は伝統的な庶民の金融互助制度です．同じ集落の人々や仕事仲間同士数人（通常10人程度）が（毎月など）定期的に寄り集まり，一定の"掛け金"を出し合います．集まったお金を，講のメンバーの1人がもらいます．次の会合では別の人が集まったお金を

もらうという形で，全員がお金を受け取るまで続けられます．こうしてお金を工面して生計を立てるという，古くからの地域社会の知恵です．無尽講を続けるには，メンバー同士が強く信頼しあっていることが不可欠です．なぜなら，既にお金をもらった人も最後までその講に参加して，お金を支払い続けてもらわないと困るからです．

実は，無尽講は全国に存在していました．しかし，特に第二次大戦後，銀行制度の普及とともに急速に廃れました．ところが山梨県と沖縄県だけは，県全域でいまも盛んに行われています．ただしその目的は，ほとんどの場合「金融」ではなく「交流」に変化しています．気の合う仲間同士が定期的に寄り集まり，気軽なおしゃべりや宴会を楽しむことが目的です．そのため掛け金も通常は数千円程度と安価になっています．

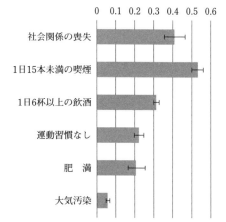

図 17-1 死亡リスクとの関連の強さ（値が大きいほど関係が深い）

出所：Holt-Lunstad *et al.* (2010) より筆者抜粋．

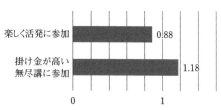

図 17-2 無尽講の参加タイプ別の健康への影響（要介護へのなりやすさ）

追跡当初の年齢・性別・世帯構成・婚姻状況・健康状態・学歴・所得の影響は統計処理により除いてある．数値は，各無尽講への参加の要素スコアが1標準偏差増加するごとに要介護となるリスクが何倍になるかを示している．

2001年頃，山梨県は健康寿命が国内でもトップクラスであることが国の統計で示されました．そこで地元の山梨大学を中心とした研究チームは，健康長寿の理由の1つに山梨の人づきあいの豊かさがあるのではないかと考えて，コホート研究（追跡研究）を行いました．詳細なインタビューと8年間にわたる追跡の結果，まず，無尽講に「楽しく活発に参加」している人の場合，そうでない人よりもその後介護を必要とする状態（要介護）となる可能性が低いことがわかりました．一方で，もう1つのタイプである「掛け金が高い無尽講に参加」している人，つまり，いまだに金融目的のための無尽を行っている場合，驚くことに，要介護となるリスクが高まってしまうことが示されました（図 17-2）（Kondo *et al.*, 2012）．

このように，居心地の良いグループに属してつながりを保っていることには，健康に良い効果がある可能性がある一方で，掛け金が高い無尽講のような負担の大きなつながりを持っていると，むしろ心身に良くない可能性もあるのです．

社会関係のよくない面？　肥満やたばこも伝染する

このように，社会関係はよいことばかりではありません．米国での32年間の追跡研究によると，知人が肥満になると，自分もその数年後に肥満となる確率が1.6倍程度高まることが示され，大きな話題となりました（クリスタキス・ファウラー，2010）．同様の結

果は喫煙行動にも見られます．

> **キーワード**

社会関係：社会関係には3つの側面があるといわれています．1）構造の側面：社会的ネットワーク，2）機能の側面：社会的支援，3）資源の側面：ソーシャル・キャピタル（社会関係資本）です．

社会的ネットワーク：社会関係の構造的側面．個人が持つつながりの数や密度，性質（関係の強さなど）のことです．これが多い人ほど社会関係が豊かということになります．

社会的支援：社会関係の機能的側面．つながりを通じてやり取りされる支援のことです．**手段的支援**（困ったときの手助け）と**情緒的支援**（苦しいとき・悲しいときの寄り添い）があります．支援を多く受け取ることができる人ほど健康を維持でき，病気になったときも回復が早いことが知られています．ボランティア活動などのように，支援を提供することも健康に良い可能性も示されています．

ソーシャル・キャピタル：社会的ネットワークを通じて利用できる資源のことを示します．たとえば，知り合いに医療関係者がいると具合が悪いときなどに何かと役立つでしょう．知人の医療関係者，あるいは知人の持つ医療の専門知識や人脈が，あなたのソーシャル・キャピタルです．個人ではなく，グループやコミュニティの特徴としてソーシャル・キャピタルをとらえる場合もあります．グループ内の社会的ネットワークの量や質・互いの信頼・助け合いの規範の強さといったことが，さまざまな場面で資源として働くと考えられます．

ソーシャル・キャピタルの健康影響のメカニズム：ソーシャル・キャピタルが豊かなグループでは，メンバー同士の協調行動が起きやすい・（互いに不健康なことをしないよう）監視をする機構が働く・社会的支援の授受が起きやすいなどの理由で健康に良い影響を与えると考えられます．反対に，強すぎるソーシャル・キャピタルは，よそ者を排除しがちになったり組織への期待が強すぎて負担がかかるなどといった負の影響もあることが指摘されています．

3　孤立死を防ぐために地域で取り組めることは？

今，孤立死の防止や災害時への備えとして，地域社会でさまざまなつながりを再構築しようとする取り組みが全国で行われています．とはいえ，古い慣習に基づく"息苦しい"つながりを復活させたり，無尽講を山梨や沖縄以外の地域に無理やり広げるようなことは得策ではないでしょう．個人の自由な意思を尊重しつつ，今の社会のあり方になじむ形で，今日の課題に対応するための新しいつながりを作ることが求められます．

たとえば，孤立死対策に関しては，市役所などの行政機関が，地域の住民ボランティアやNPO，一般企業（宅配業者など）と連携して，独居の高齢者など，孤立死の危険がある人を見守る活動が進んでいます．さいたま市では，2012年2月に，一家3人が利用料

金の滞納のためにガスや電気を止められ，周囲に知られることなく孤立死する事件が起きました．これを受け，ライフライン事業者や宅配業者と市との協定が結ばれ，新しい孤立死対策が進みました．**個人情報保護条例**を見直して，料金滞納や宅配物が溜まっているなど"気になる"世帯があったときに，市に通報できるようになり，命が救われる事例が出てきました．

　災害への備えに関しては，東日本大震災の後，住民による「自主防災組織」が立ち上がったり，町内会だけでなく，一般企業なども巻き込んだ新しい地域防災がすすんでいる，といった動きがみられます．大規模災害の時に，企業が被災者にオフィスや物資を提供するなどの取り決めを作ったり，SNSなど新しい情報技術を使った見守りシステムの開発も進められています．

4　健康なコミュニティを目指して

　以上，社会関係と健康との関係について考えてみました．社会関係の効果は地域社会だけでなく職場や学校などさまざまな**コミュニティ**にも当てはまります．学んだことをもとに，みなさんが生活しているさまざまなコミュニティのあり方について考えてみましょう．

　さらなる学習のために，次の文献を推薦します．

① カワチ，イチロー（2013）『命の格差は止められるか：ハーバード日本人教授の，世界が注目する授業』小学館．社会環境が健康に及ぼす影響について，平易な言葉で解説されている新書．社会関係と健康に関する記述も充実しています．

② 近藤克則他（2014）「健康の社会的決定要因に関する国内外の調査研究動向　ソーシャル・キャピタル編　最終報告書」医療科学研究所（http://www.iken.org/project/sdh/project2013.html）．ソーシャル・キャピタルについての研究動向が詳しく書かれています．サマリー版もオンラインでダウンロード可能です．少しハードルが高いかもしれませんが，深く学んでみたい方はチャレンジしてみてください．

18章 長寿日本はこれからも続くのか？
健康の社会経済学

0 この章の概要

　日本が世界に冠たる長寿国家になったのは1980年代以降のこと．その要因をめぐっては遺伝子から食事，医療制度など，さまざまなものが取りざたされてきました．一方，今日では高齢化が国の経済を圧迫し，若い世代に負担になることが問題とされています．この章では集団の健康が医療・医学を越えた，さまざまな社会経済的決定要因により左右されていることを学び，長寿社会として持続可能な社会を目指すために，医学的技術だけに頼らない方策を考えます．

1 高齢社会日本の未来はどうなる？

　米国人の友人が来て，我が家にしばらくホームステイすることになりました．彼は日本の人口高齢化が将来の日本経済に及ぼす悪影響について，英国の有名経済誌が取り上げたことに強い興味を持っていました．ところが日本に来てみると，高齢者が元気で働き，趣味にいそしんでいるのを見て，記事の内容とイメージが食い違うといいます．日本の高齢者は米国の高齢者より元気そうだと感じるそうです．日本の政府や国会でも将来の負担が大きくなることを防ぐために，高齢者がもっと健康になり，**健康寿命**を延伸できるようにすることが政策目標に掲げられているそうです．

2 長寿日本の光と影

　日本の平均寿命が欧米の平均寿命を抜いたのは1970年代．その後，世界トップに躍り出ました（図18-1）．その主な要因は1970年代以降，中高齢者での脳卒中死亡率が劇的に低下したことです（図18-2）．その原因として，健診や地域の健康教育が普及し，血圧測定によって高血圧の存在が知られるようになったこと，食料保存技術（冷凍ほか）の向上により塩漬食品摂取量が減ったこと，医療保険整備により降圧剤が普及したことなどが考えられています．

　医療費負担を抑える制度の導入や，高齢者の自己負担が抑えられたことは，高齢者の医療サービスへのアクセスを所得によらず平等にしただけでなく，所得の低い世帯が病気がちであることから所得の再分配効果にもつながり，それが高齢者の生活を安定化させ，健康増進につながったとの説もあります．

　日本の高齢者の所得格差は，北欧などに比べれば決して小さくはありません．90年代以降，所得の格差が拡大している主たる原因は，**所得格差**の大きい高齢者層が増えたこと

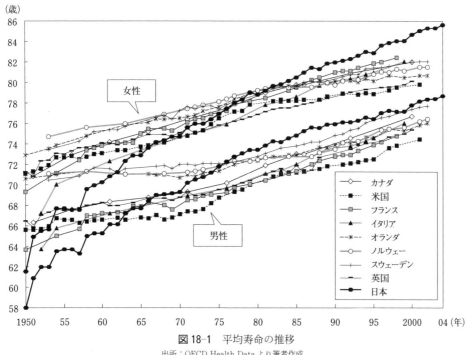

図 18-1　平均寿命の推移
出所：OECD Health Data より筆者作成.

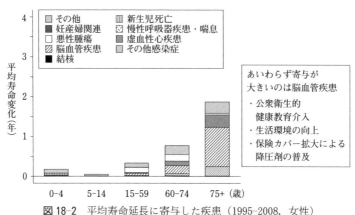

図 18-2　平均寿命延長に寄与した疾患（1995-2008, 女性）
出所：Ikeda *et al.* (2011) を筆者翻訳.

とされています．しかし，税・社会保障補てんなど**所得再分配**の措置が取られた後の所得の格差は，高齢者層ではほぼ一定水準に抑えられてきました．これは，税優遇や社会保障が高齢層にはうまく機能していたことを意味します．一方で，近年は若年層の所得格差や貧困が広がってきており，それが若年層の健康格差や子どもの発達格差につながってきています．これまでの高齢者＝弱者として優先的に保護してきた社会保障制度の見直しが必要になってきています．

キーワード

平均寿命と健康寿命：平均寿命は，ある年度の年齢別人口構成と年齢別死亡率から計算

されます．その年に各年齢層で生きられた年数を合計して（正確にいうと生存曲線を積分して得られた面積），それを仮に当初 0 歳だった人で分け合ったら，1 人当たり何年の生存年数を得られるか平均を取ったのが「平均寿命」です．つまり，その年の人口集団全体の健康を「生存年数」で測定した場合の，当該人口の「健康総量」を表すものです（平均何年人が生きるか，を示したものではありません！）．障害などがない状態で生きている年数だけに限定して同様の計算をしたものが「健康寿命」です．

健康の社会的決定要因（Social Determinants of Health：SDH）：2008 年の世界保健機関（WHO）総会で採択決議されたレポートで取り上げられた概念．健康の格差を縮小し公正な社会を構築することは，WHO 加盟各国の責任であるとし，それに向けて医療など保険サービスの皆保険化に加え，所得の保証や格差解消，就労条件の公正化，住宅や公共交通機関・コミュニティーの生活基盤整備，教育の充実，そして政治的安定などを国民の健康に影響する重大な社会的決定要因であると指摘しています．そして，健康医療政策に限らず，「すべての社会経済政策・教育政策が人々の健康に通じる」（All Policies for Health）をスローガンに，厚生労働省だけでなく，財務省，文部科学省，経済産業省，国土交通省など政府の全セクターが横断的に連携することが，人々の健康を増進し健康格差を縮小するために必要であると提言しています．

健康影響評価（Health Impact Assessment：HIA）：自動車や道路，環境や産業，どのような政策を実施しても，最後は人の健康に影響が出ることから，政策実施前に人々の健康にどのような影響が出るかを予測し，政策を進めるかどうかの判断に活かそうという動きがヨーロッパを中心に始まっています．最近，日本でもこれを取り入れた議論が進みつつあります．

3　長寿日本の未来を拓くにはなにが必要か？

　高齢化によって社会保障費（年金や医療費）の負担が増える一方，それを支える若い世代の人数が減ってきていることは，社会の持続可能性を脅かす問題だと考えられています．そこで高齢者の健康寿命を延ばすことで，高齢者の就労や社会参加を促し，年金や医療に少しでも頼らずに済むようにすることが政府の政策的目標となっています．しかし，平均寿命を延ばせば健康寿命も延びるのか（これを**延伸説**という），それとも障害を持った寿命ばかり延びるのか（これを**圧縮説**という）を調べた研究（Hashimoto et al., 2010）によれば，90 年代以降，日本の健康寿命の延びは落ちてきていて，圧縮説を支持する結果が出始めています．

　では，どうしたら高齢者の健康を延ばし，社会の持続可能性を高めることができるでしょうか？　新しい医学的技術が開発されて老化に伴う病気を防いだり，治せるようになればいいでしょうか？　それだともっと医療費はかさみそうです．そもそも高齢者に限らず，人々の健康を保つ上でなにが重要なのでしょうか？

　WHO は，健康格差の解消と持続可能性の向上を図るためには，単に医療サービスの提

供を進めるだけでなく，1人1人が自分の健康を育む知識や技術，そして時間やお金・自由などの必要な資源や機会を得られるようにすることが重要であると提言しています．つまり，高齢者も若年者も平等に生活し，働き，社会参加できる環境を作ることが重要だということです．これを「健康の社会的決定要因」と読んでいます．たとえば，WHOが中心となって各国でAge-Friendly City（高齢者にやさしい町づくり）というプロジェクトが進んでいます（詳しくは章末に示した狩野・藤野の論稿を参照してください）．高齢者が安心して歩ける道路や自由に移動するための公共交通機関の整備，安心して住める住宅の整備，気軽に集える公園や広場の整備などが取り組みの対象になります．日本でも都区内を対象にした研究で，緑や公園のある地域に住んでいる高齢者は死亡率が低いことが知られています（Takano et al., 2002）．他にも，高齢者を囲む近隣や家族の支援が厚いと死亡率が低い（Sugisawa et al., 1994）ことや，地域社会に参加できる場があると高齢者が要介護になりにくいことが近年，明らかにされています（Hikichi et al., 2015）．これらの取り組みは，高齢者が住みやすいだけでなく，子どもを抱えた若い家族や一人暮らしの人たちなどにとっても住みやすい町づくりにつながり，健康の社会的格差を減らすための取り組みにもつながると期待されています．

しかし，これらの取り組みが本当に高齢者の，ひいては社会に住む人々全員の健康によい効果をもたらしているかどうかが，すべて証明されているわけではありません．まだわからないことも多いのです．たとえば，所得の格差が高齢者の要介護状態や死亡などの健康状態の格差と関連していることは，これまでにも国内外で報告されています．しかし，高齢者は年金や資産などに収入を頼るようになりますが，年金の額や資産の大きさの違いは，若いころの社会経済的状態が積み重なってできています．所得の多寡によって入手可能な医療や生活に必要な資源の量に差が出て，それが健康に影響するのか，若いころからの職業や学歴・収入や生活環境の積み重ねのせいでそのように見えるのかは，まだ議論が続いています．

一方，高齢者が生活し・働き・社会参加する地域づくりによって，新しい地域の医療・介護の仕組みを作ることは，すでに日本政府の方針として2015年から始まっています．これまでのように病院や施設の中での医療・介護の提供体制を整えるだけでなく，病気になる前の予防や病気が悪くなったときの治療，治療の後の介護やリハビリテーションなど慢性期における療養などを施設間でうまく連携して，地域全体として医療介護サービスが切れ目なく提供できる体制を整えるために，「**地域医療構想**」という計画を自治体や医療・介護施設，そして住民が協議して作っていくことが決まっています．さらに医療や介護などの専門的なサービスだけでなく，地域内での住民同士での助け合いやボランティアなどによる見守りなどを取り入れ，住宅や福祉サービスも併せて地域で安心して暮らせるための体制づくりとして「**地域包括ケア**」という体制を地域ごとに作っていくことが提唱されています（図18-3）．

これまで医療や介護の制度は全国一律に国（具体的には厚生労働省）が定め，それを都

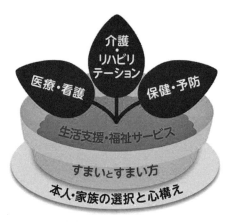

図 18-3 地域包括ケアシステムのイメージ
出所：厚生労働省ウェブサイト．

道府県や市区町村の各自治体が実施するというのが常識でした．しかし，高齢社会の問題はそれぞれの地域で性格がだいぶ異なります．首都圏では，これから一人暮らしの高齢者が急速に増え，それをどのように地域で支えていくかが問題になります．一方，地方では，高齢化率はすでに40％を超えるところも多く，これからは高齢化よりも人口そのものが縮小してしまうことによって，地域集落をどうやって存続させるかが，より重大な課題となっています．

たとえば鹿児島県大隅半島にある肝付町は，総人口1万7000人余りのうち，65歳以上人口が37％，その約4分の1の高齢者が要介護認定を受けている状態です．集落によっては住民が全員65歳以上のところもあり，いわゆる限界集落（集落として存続が危ぶまれるもの）が出始めています．山や海岸線によって限界集落は地理的に孤立しやすく，一方，若い世代が多く集まる密集地では肝属川沿いで大雨の際に浸水しやすい状態にありました．こうした状況下で住民1人1人が自分のこと，周辺の地域に対してなにができるかを意識する「**自助意識**」が生まれ，ボランティアによる要介護高齢者の見守り，集落間での交流や相互連絡体制を図るなど住民主体の運動が展開しつつあります．町役場の介護保険係の保健師などが住民活動の組織化の手伝いやアドバイス，住民と町役場や社会福祉協議会・医療介護施設との連携の「つなぎ役」として自主活動を支えています．また，災害時に遠隔集落の状況確認や避難勧告を確実にするため，ICTネットワークを導入したり，移動端末を用いてケアが必要な高齢者の状況を映した画像や情報の共有化を図っています．また，**地理空間システム**を用いた災害状況把握システムを開発するなど，技術も利用できるところは積極的に利用しています．

こうした新しい取り組みが，高齢社会日本の将来をどう支えるのかは，海外の政府も注目しています．特にこれから高齢化が日本以上のスピードで進む中国などのアジア諸国は，日本がどのように高齢社会問題を克服し，社会としての持続可能性を作り上げていくのか，日本の教訓から学び取ろうとしています．

4　社会システムの見直しで健康長寿日本を！

これから高齢者の割合は，2035年をピークに増え続けることが見込まれています．高齢者ができるだけ健康で社会に参加しつづけられるようにすることは，社会の負担を減らすことばかりでなく，若い人々も自分の将来を心配しないで，仕事や社会活動に専念できるために必要となるでしょう．では，高齢者がより元気になるためには，新しい薬や治療技術があればいいのでしょうか？　たばこをやめたり，食事がかたよらないように，予防

に注意すればいいのでしょうか？　実は，医療技術が年々発達してきたことと，寿命の延長の間には明確な関係は認められていません．また，禁煙などの教育介入が死亡率の低下につながるかを調べた米国の数多くの研究では，予想に反して効果が見られませんでした．それらの反省から，人々が生き生きと健康に暮らせるようにするには，経済状況やまちや近隣の環境など，医療や生活習慣以外のより広い社会的・経済的要因を考慮する必要があるということが，学術研究者の間だけでなく，国際的な政策関係者の間でも次第に認識が広がりつつあります．

　今後日本が高齢化のピークを迎えるにあたって，どのような社会づくりが求められているでしょうか？　そこで高齢者にはどのような役割が求められるでしょうか？　一方，若い世代はどのような役割と関係が求められるのでしょうか？　高齢者対若者の資源争奪戦（いわゆる世代間戦争）に陥るのは，おそらく解決ではなく，むしろ状況を悪化させることになるでしょう．高齢者が若者に頼る，という単純な世代間関係の時代は終わりを迎えます．世代を越えた新しい社会のシステムづくりは，いまホットな研究課題です．

　より深く考えてみたいと思われた場合は，以下などを参考にして学習を進めてください．

①国連開発計画（United Nations Development Programme）のウェブサイトでは各国の寿命，平均就学年数，1人当たり国民所得などを基に，国の開発力を指数化しています．ここでは，健康は経済力とならぶ開発のための重要な資源として考えられています．

②本章で取り上げた研究論文などを，まとめて日本語でわかりやすく解説しています．近藤克則編（2013）『健康の社会的決定要因』日本公衆衛生協会．

③GAPMINDER: NPOが運営しているウェブサイトで各国の平均寿命ほか，さまざまな統計の時系列推移が比較できます．経済成長率と平均寿命の伸び率とをプロットしたグラフを見てみましょう．なぜ国によって経済成長と寿命延長の関係が異なるのでしょうか？（http://www.gapminder.org/）．

④社会的健康決定要因について，その成り立ちやWHOによるAge-Friendly Cityなどの国際的な政策論議や取り組みの流れについては，下記の書籍の第13章（狩野恵美・藤野善久「国際的な政策対応や取り組み」）にコンパクトにまとめられています．川上憲人・橋本英樹・近藤尚己編（2015）『社会と健康：健康格差解消に向けた統合科学的アプローチ』東京大学出版会．

19章 イノベーションが健康をどのように変えるのか？
バイオデザインによる技術開発

0 この章の概要

　人は病になった時に，はじめて健康のありがたみを知り，残された人生が少ないと気づいた時に，はじめて生きていることの価値を知ると思います．健康科学とは，健康の本質を明らかにしようとする学問領域とされています．しかし，その本質を明らかにすることは容易ではありません．一方では多彩な先端科学技術を利活用し，人々やその家族の健康管理だけでなく，疾病予防，健康増進活動等に貢献することも科学者の社会的使命の1つです．この章では，先端科学技術のイノベーション法の1つである**バイオデザイン**（Yock *et al.*, 2015）について概説し，健康科学における**イノベーション**の方法論と将来への展望について紹介してみたいと思います．

1 情報デバイスで世界を変えたい！

　大学生のBさんは，教養課程の授業を受ける中で，これからどのような分野を専攻するか迷っていました．国内問題では高齢社会や少子化による人口減少，国外ではアジア諸国の急激な経済成長における環境汚染，アフリカから世界への感染症の伝播などを考えたときに，やはり最も重要なことは人々が健康で平和に生活できることではないかと考えました．人々が心身共に健康であるためには，どのようにすればいいのでしょうか．健康維持や増進するための社会制度の構築を目指すことも重要ですが，健康維持や増進に資するディバイスやシステムを開発してはどうかと閃きました．そのため，1年間の留学先を医療イノベーションのメッカであるT大学のバイオデザインコースとしました．そこでは工学部，経営学部，医学部の学生等で構成されたチームが病院に派遣され，医療現場を観察しながら医療者や患者に意見を聞き，現場の課題やニーズを出し合い，ブレインストーミングしながらコンセプトを固め，プロトタイプシステムを開発しながら製品化や事業化を目指していました．計算病理学（Louis *et al.*, 2014）と融合3次元画像処理技術とを組み合わせた服薬アドヒアランス向上支援システムを開発し，健康産業分野で起業化した卒業生もいることに驚きました．

2 モバイルヘルスはこうして生まれる

　健康産業分野の中で**モバイルヘルス**市場は，2017年までに230億ドル（約2兆2600億円）になると言われています（図19-1）．健康状態を測定する小型バイオセンサー，スマートフォンなどのウェアラブル端末の登場は，**健康診断アプリ**，オンライン上のデータの

共有と患者コミュニティを今後益々増大させ，健康に関するエビデンスを集収した**Minds**（Mindsガイドラインセンターウェブサイト）などの知識ベースの整備と利活用は患者意識の知識の増大と要求水準を向上させるでしょう．現在もありますが，インターネットテレビ電話を用いた遠隔診療や健康指導，カウンセリングはさらに適応が拡大され，個人別

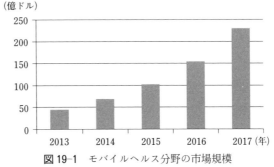

図19-1 モバイルヘルス分野の市場規模
出所：米プライスウォーターハウスクーパース（PwC）のデータをもとに筆者作成．

電子健康手帳（患者の場合には個人用**電子カルテ**）が益々普及し，患者による自己健康情報の医療者への共有選択が始まり，ゲノム情報も含めて自己の健康状態の把握と管理が可能な社会となり，生活の質を向上させるサービスが急速に拡大していくでしょう．これらはイノベーションの一例ですが，このように現場にある要求や課題をもとに器具や機械，サービスを具体化していくイノベーションの方法論にバイオデザインがあります．

キーワード

モバイルヘルス：スマートフォン端末や携帯端末は，年々性能や機能が飛躍的に向上しています．モバイルヘルスとはこのようなモバイル端末を利用して行う健康管理や医療支援行為の総称です．欧米では「Mobile Health」「mHealth」と称されています．既に心電図・心拍モニター，血糖値・血圧・活動量の管理，眼底検査等に利用されています．

バイオデザイン（Biodesign）：スタンフォード大学で始まった医療機器開発におけるリーダー人材育成プログラムです．臨床現場のニーズを出発点として課題解決型のイノベーションに必要な考え方やスキルを実践的に習得する新しい方法論です．12年間で28社が起業し，約400件の特許出願がなされていると言われています．また，既に本プログラムにより創出された新しい医療機器により，約20万人の患者が治療を受けています．

3 チームがイノベーションを加速させる

バイオデザインの方法論は，単に医療分野の新しい製品開発や起業プロセスというだけでなく，社会における課題の探索とその改善や解決を具体化し製品化していくものです．

まず，何らかのミッション（例：介護士の腰痛予防策など）のもとにチームが編成されます．チームの構成は，医療関係者やエンジニア，プログラマだけでなく，ビジネスマンや知的財産（知財）の専門家など数名で構成されます．構成されたチームは，医療や介護現場を訪問し，現場を観察し関係者の意見を聞いて，現場の抱える課題や問題を，まず明らかにしていきます．次に，それらを解決したり改善したりする新しい技術や装置，アプリやシステムなどの**ニーズ**（要件）を探索していきます．さらに，ニーズを満たすための

表 19-1　バイオデザインの方法論の概要

I　現場ニーズの特定（要件定義）
　1）現場ニーズの探索（ステージ1）
　2）現場ニーズの選択（ステージ2）
II　コンセプト（発想したもの）の創出
　1）ブレインストーミングによるアイディア出し（ステージ3）
　2）アイディアから生まれたコンセプト（発想）の選択（ステージ4）
III　事業化
　1）開発戦略と計画立案（ステージ5）
　2）事業化企画案の作成（ステージ6）

「**コンセプト（発想したもの）**」を創出します．このコンセプトには，器具や用具，装置，機器，ソフトウェア，情報システム等があり，事業化に向けてこれらのプロトタイプを開発していくわけです．

バイオデザインプログラムは大きく3つのフェーズと6つのステージで構成されています．ニーズ探索は本プログラム上，最も重要なステージです．ニーズとは，ここでは「臨床的課題や問題点を解決すべき要求や必要性」のことです．誤ったニーズを選択した場合には，その後のプロセスは無意味なものとなります．ニーズ探索は最も重要なステージです．そのためには，まず，どの分野に対してニーズ探索を実施するかをチームでフォーカスすることが重要です．これを「**戦略的フォーカス**」といいます．チーム構成員のモチベーションが高くなるような関心領域について話し合い，合意形成を行っていきます．その後，関心領域に関係した臨床現場を観察し，課題とそれに対するニーズを選択します．

ニーズの選択には，課題の基礎となる健康科学や病態の基礎知識や既存の治療法や介護法等その有効性や欠点，関係する人々の分析（ステークホルダー分析），市場分析を行ったのち絞り込んでいきます．必要に応じて要求仕様書を記述する場合もあります．

ニーズが決定したら，チーム内で解決策についてブレインストーミングを行いながら，アイディアを出し合います．出されたアイディアは，解剖学的部位，作用機序，学術分野，技術的実現性，必要資金，影響されるステークホルダーの要素別に分類され，コンセプトを創出していきます．

創出された複数のコンセプトを整理して系統的に分析し，最終的なコンセプトを選択します．これを「コンセプト選択」といいます．コンセプトを選択する上では，コンセプトと関係する知財や許認可制度や規制，ビジネスモデルに関する調査や検討，プロトタイプを作成し，最終的な解決策のコンセプトを選定していきます．この許認可や規制に関する科学は，レギュラトリーサイエンスといわれています．

最終的なコンセプトが固まった後で，**事業化**するための開発戦略と計画の立案を行っていきます．どんな有益と思われる解決策も，社会に普及し，臨床現場で役に立たなければ意味はありません．事業化を目的とした開発戦略は，1）進行中の研究や開発，臨床試験と関係した知財戦略，2）プロセスや質の管理を含む許認可・規制戦略，3）保険償還戦略，4）マーケッティングやステークホルダー戦略，販売戦略，5）競争力のある持続可能なビジネス化戦略で構成されています．

最後に，**事業企画案**を作成します．具体的には事業計画と財務モデルの作成を行い，資金集収計画を立て，ライセンシングなどの**代替出口戦略**を作成します．

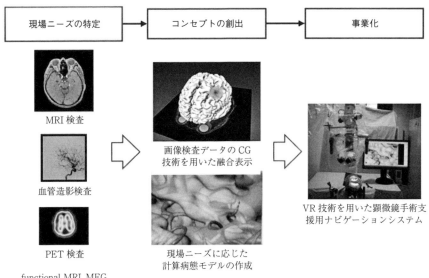

図 19-2 膨大な種類と量の医用画像データを統合利用するための融合 3 次元画像処理技術開発の例

取り組みの事例として**融合 3 次元画像処理**技術開発について紹介します（小山他，2015）．近年，臨床現場では，適確な医療（Precision Medicine）が求められ，年々数多くの医用画像も含めた検査装置が開発されています．そのため，医療現場では，1 名の患者に対して数千枚の医用画像を撮影することも増えてきました．医師は，膨大な数の画像を見て診断しなければなりません．また，異なる医用画像を統合して，精密な診断や治療に必要な臓器や血管，神経，病巣の立体的位置関係を理解する必要があります．このような課題と要求が現場のニーズであり，これらのニーズから融合 3 次元画像処理というコンセプトが創出されました．このコンセプトは，3 次元可視化だけでなく脳動脈瘤のクリッピングシミュレータや手術ナビゲーション，てんかん発作数理モデルを実装した 4 次元病態説明支援用シミュレーションへ応用する取り組みが行われています（図 19-2）．

4　未来を拓くバイオデザイン

日本におけるバイオデザインプログラムは，2015 年 10 月に大阪大学，東京大学および東北大学で始まっています．医療機器開発の多くは，今まで医療機器メーカの技術者と医師を中心とした医療者あるいは診療科間の共同開発であることがほとんどで，多くは医療機器メーカの持っている技術力や技術者の技能や企業の経営方針に大きく依存していました．つまり，医療者がいかに有用な機器を**共同開発**しようとしても，さらに企業側の体力や技術力があっても起業側の経営方針と異なる場合には技術開発は困難でした．

しかし，バイオデザインプログラムは，このような企業を中心としたトップダウン型の機器等の開発ではない**起業家養成プログラム**です．当然ながら**医療機器開発**だけでなく，今後益々健康科学領域への応用研究が期待できる方法論であることは疑いありません．

20章 人類は塩とどうつきあってきたのか？
食を科学する栄養疫学

0 この章の概要

　人の命と健康を探るには，からだの成り立ちや機能を知らねばなりません．しかし，からだの中だけを見ていてもわかりません．人は社会的動物であり，また，環境のなかで生きているからです．人のからだは食べたものでできています．食べ物と人の関連を探り，人の健康に活かす学問を**栄養学**と呼びます．栄養学は食品に含まれる成分や人体内でのそれらの働きを研究する学問と捉えられがちですが，それは狭い定義にすぎず，環境，歴史，社会，経済，認知，行動，教育，政策などまで関連する**学際科学**として捉えるほうがよいでしょう．

　ここでは，その一例として，**食塩**とその健康影響，特に**高血圧**との関連について紹介したいと思います．塩，すなわち，**塩化ナトリウム**（NaCl）のうち，ナトリウムイオン（Na^+）ほど人の健康を左右する元素も珍しいからです．

1 お父さん，しょうゆは控えめに!?

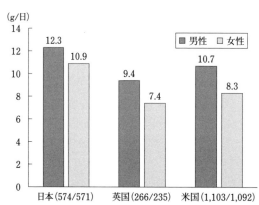

図20-1 日本人，英国人，米国人における24時間尿中ナトリウム排泄量の比較
平均値（食塩に換算した重量（g））．対象者は健康な成人（40～59歳）男女．国名の後のかっこ内は対象者数（男性／女性）．

　うちのお父さんは高血圧で，「**減塩**しなきゃ」とお母さんが気をつけているのに，当のお父さんは味もみずに何にでもおしょうゆをかけて困っています．調べてみたら，2000年の全国調査は成人男性（30歳以上）の5割，女性の4割が高血圧であると報告しています（厚生統計協会，2010）．しかも日本人は先進国のなかでは食塩摂取量が多い民族だそうです（図20-1）（Anderson *et al*., 2010）．そして減塩は，すでに血圧が上がってしまったお父さんだけでなく，高血圧のことなど考えたこともないという私たち若い世代の人にも必要だというのです．なぜでしょうか……．

2 塩と人類の長い歴史

塩の生理学と人類の歴史

ナトリウムは海水中に豊富で陸上では乏しいため，陸上に生息する動物は努力してナトリウムを摂取しなくてはなりません．そのために，**腎臓**は摂取・吸収したナトリウムをできるだけ体外に逃がさない生理機能を獲得しました．腎臓で濾し出された後に血液のほうでもう一度吸収（再吸収）するのです．さらに驚くのは，塩（塩化ナトリウム）にだけ，味覚があり，人はそれをおいしいと感じることです．塩のことを英語で"edible rock（食べられる石）"と呼びます．

ナトリウムがなければ動物は生きられません．つまり，ナトリウムは必須栄養素です．では，人は1日に何グラムのナトリウムを摂取する必要があるのでしょうか？ **栄養学**ではこれを**必要量**と呼びます．必要量には個人差が存在するうえに，必要量を直接に測るのがむずかしいために，**推定平均必要量**と呼びます．ナトリウムの推定平均必要量は食塩に換算して1日あたり1.5 g未満と考えられています（厚生労働省，2014）．

ところで，人にとって最も大切な栄養素の1つに**たんぱく質**があります．たんぱく質は筋肉を構成する主要栄養素で，主な摂取源は動物や魚の肉，卵，乳などの**動物性食品**です．からだの筋肉は毎日一定量が崩壊し，新たに作られています．ですから，それに相当する量のたんぱく質を摂取しつづけなくてはなりません．

ところが，動物性食品には**腐敗**しやすいという困った性質があります．「肉や魚の腐敗をどのように防いで保存するか？」．食塩をいかに確保するかとは別に，長い間，人類にとってこれは大きな課題でした．腐敗を防ぐ代表的な方法は乾燥と塩蔵です．

塩が採れた場所には塩にまつわる地名がいまも残されています．塩に税がかけられたこともありました．「敵に塩を送る」ということわざもあります．どれも塩の貴重さを物語っています．これは，必須栄養素としてのナトリウムを摂取するためというよりも，塩蔵のために大量の食塩が必要だったためと解釈すべきでしょう．

15世紀の終わりごろからしばらく，南ヨーロッパの大西洋岸で精製した塩を積み込んで北海に出かけ，当時無尽蔵と思われていた**タラ（鱈）**を塩漬けにして南ヨーロッパ諸国に運び，それが四旬節の40日間，動物の肉を口にできないカトリック教徒のたんぱく質源となった歴史は有名です（カーランスキー，1999）．四旬節に入る前のお祭りが**カーニバル**．ラテン語起源の"carne vale"（カルネ・バーレ，肉よさらば）に由来するそうです．話がそれましたが，塩は腐敗予防を通じて人類を守ってきたのです．

塩蔵が人の命を守っていた時代は，人類の歴史としてはつい最近，**家庭用冷蔵庫**が普及するまで続きました．日本では1971年までです．この年，日本における家庭用冷蔵庫の保有率が9割を超えました（図20-2）（「統計資料　公民統計　耐久消費財の世帯普及率の変化」）．商業用の冷蔵庫や冷凍庫も増え，冷蔵と冷凍が食品保存の主流となり，塩はその役割を終えました．

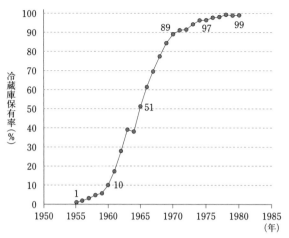

図 20-2 日本における家庭での冷蔵庫保有率の推移

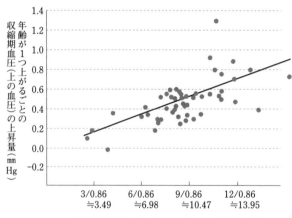

図 20-3 尿中の食塩排泄量と加齢による血圧上昇の関連
世界 52 地域, 約 1 万人 (地域ごとにおよそ 200 人) の調査結果. 点はそれぞれの地域での値を示す. 各地域における平均的な食塩摂取量が横軸, 平均的な加齢による血圧の上昇量が縦軸. 直線は尿中食塩排泄量と血圧上昇の関連をもっともよく説明する線 (回帰直線). ただし, 体格 (肥満度) と飲酒量の血圧への影響を統計学的に除いてある.

しかし, 今もって人は生涯にわたって必要量をはるかに超える食塩に曝されています. これは腎臓に大きな負担をかけ, その結果, 高血圧 (本態性高血圧症) となります. 世界 23 カ国, 52 集団, およそ 1 万人を対象として, **24 時間尿量ナトリウム排泄量**と加齢による血圧上昇量の関連を調べた**疫学研究**によれば, 両者には強い正の相関が認められています (図 20-3) (Intersalt Cooperative Research Group, 1988). つまり, 減塩は, すでに高血圧にかかってしまったお父さんだけでなく (実はお父さんはすでに遅く), これから血圧が上がっていく若い人でも (むしろ若い人のほうで) 大きな意味を持っているのです.

食塩は高血圧とは別に**胃がん**のリスクの 1 つでもあります. 胃がんはがんのなかでも特に日本人に多いがんです. 日本人成人の **3 大死因**はがん, 脳卒中, 心疾患 (心筋梗塞が含まれる) ですから, そのすべてに食塩が関わっていることになります. 食塩はこの半世紀弱で, 命を守る物質から命を奪う物質に様変わりしてしまったのです.

> **キーワード**
>
> **ナトリウム**: 血液など細胞外に存在する主要陽イオン. ナトリウムイオンと表記すべきですが, 簡単のためにここではナトリウムと書きます. 摂取したナトリウムは小腸でその 9 割以上が吸収されます. ナトリウムは腎臓を通じて主に尿の中に, 残りは汗などに捨てられます. 人はナトリウムのほとんどを食塩として摂取するので, 簡単に食塩または塩分と呼ぶこともあります.

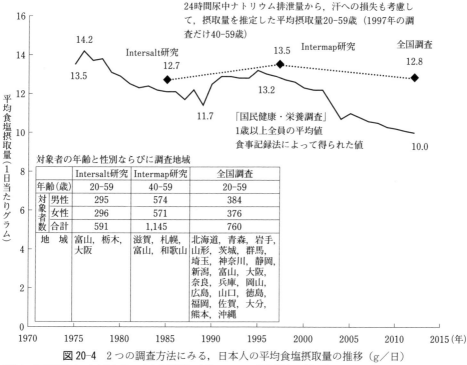

図 20-4　2つの調査方法にみる，日本人の平均食塩摂取量の推移（g／日）
実線は，食事記録法という方法を用いて毎年全国規模で実施されている「国民健康・栄養調査」による．点線は，24時間尿中ナトリウム排泄量から食塩摂取量を推定した代表的な3つの研究による．

高血圧：心臓から動脈に送り出された血液によって動脈の内壁にかかる圧力が血圧で，血圧が高い状態が高血圧（単位はmmHg：ミリメートル水銀と読む）．高血圧には自覚症状はありませんが，長くつづくと脳卒中や心筋梗塞といった致命的な病気を起こす確率が高くなります．そのため，高血圧は"silent killer"と呼ばれます．高血圧にはたくさんの原因があり，なかでも大きな原因と考えられているのが食塩の過剰摂取です．

3　塩を賢く食べるための科学

塩の食べ方を科学する：塩の栄養疫学

塩蔵の必要性が下がるにつれて塩蔵の習慣は自然に減り，食塩摂取量が下がることが期待されました．減塩の必要性も強調されてきました．

摂取されたナトリウムが尿に排泄される性質を使えば，尿を全量採取することによって，食塩摂取量が推定できます．この方法による代表的な研究が日本に3つあります．ところが，それらはすべて1日当たり13g前後で，この30年間，日本人の食塩摂取量はほとんど変わっていないことを示しています（図20-4）(Intersalt Cooperative Research Group, 1988; Anderson et al., 2010; Asakura et al., 2014)．一方，食事記録法という方法を用いて，毎年全国規模で実施されている**国民健康・栄養調査**という調査によると，摂取量（平均値）は徐々に下がっています（図20-4）（厚生労働省「国民栄養の現状」）．

2つの調査結果はなぜ一致しないのでしょうか？　調査方法がちがうからです．ここに

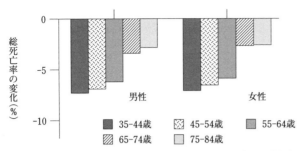

図 20-5 1日3g減塩が総死亡率の低下に及ぼす効果(推定値)

米国人成人(35歳以上,ヨーロッパ系・アジア系)全員が1日当たり3g減塩した場合に期待される総死亡率の変化(%).

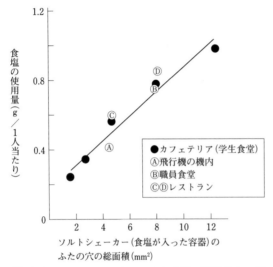

図 20-6 ソルトシェーカーの穴と食塩の使用量との関連

食堂や飛行機のなかで,1900人以上を対象として,ソルトシェーカーの穴の面積と食塩使用量の関係を調べたオーストラリアの研究の結果.

食べているものを調べる科学(栄養疫学)のむずかしさがあります.どちらが正しいかの結論はまだでていませんが,いずれにしても,日本人が食塩を取りすぎているのは明らかです.

塩の取り方を変える科学:行動科学と政策科学

減塩の健康効果について興味深い研究が**米国**にあります(図20-5)(Bibbins-Domingo et al., 2010).減塩すればその分だけ血圧の上昇が抑えられ,すると,その分だけ脳卒中や心筋梗塞による死亡者が減るだろうと予想されます.このような**シミュレーション**を行って減塩の効果を推定しました.この研究のポイントは,高血圧の患者さん(だけ)が大きく減塩するのではなく,米国人全員が少しだけ減塩したら,米国人全体でどのくらい**死亡率**が下がるかを計算したところにあります.結果は,3gの減塩で総死亡率(死因を問わないすべての死亡を対象とした死亡率)はおよそ3.5%下がる,でした.この研究の結果は次の文章でまとめられています.「全米の高血圧患者全員が降圧剤を服用すると仮定した場合に期待される総死亡率の低下よりも,わずか1gの減塩によって期待される総死亡率の低下のほうが大きい」.

興味深い実験が**オーストラリア**にあります.穴の大きさが異なる**ソルトシェーカー**を食卓に置き,食事の前後でその重さを測って,穴の面積と食塩使用量の関連を調べたのです(図20-6)(Greenfield *et al*, 1983).人が1食に食べる食塩の量はソルトシェーカーの穴の大きさにきれいに正比例しました.これは,料理の種類や味にかかわらず,人は条件反射的にソルトシェーカーを同じ回数振っていたことを示しています.

英国が1990年後半からおもしろいことを始めました.国民にうす味を勧めるのではなく,英国人の主な食塩摂取源となっている食品の食塩含有量を10年間にわたってごくわ

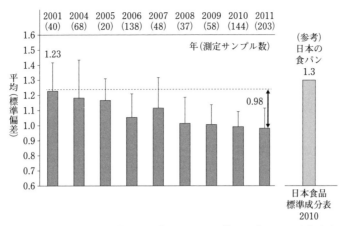

図 20-7 減塩対策が実施された期間における英国の食パンの食塩含有量（g／100 g）の推移

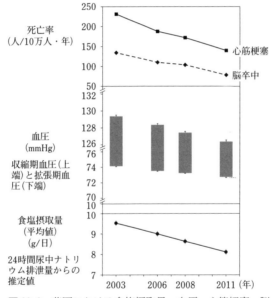

図 20-8 英国における食塩摂取量，血圧，心筋梗塞・脳卒中死亡率の推移

ずかずつ減らすという作戦です．それに先立って行われた調査によれば，食塩摂取源の第一位は食パンでした．そこで，英国中の**食パン**の食塩含有量をごくわずかずつ減らす活動が官民一体になって展開されました．その結果，英国の食パンの食塩含有量はかなり下がりました（図 20-7）（He and Brinsden et al., 2014）．朝食用シリアルや調味料（ケチャップやソース）などもこれにならいました．すると，図 20-8 のように英国人の平均食塩摂取量はかなり下がり，同時に平均血圧も，心筋梗塞と脳卒中の死亡率も大きく下がったのです（He and Pombo-Rodrigues et al., 2014）．これは社会全体をわずかに改善する方法で，**集団への方策**（population approach）と呼ばれています．一方，日本で行われて

きた方法は，家庭での味付けをうすくしてもらうなど，個人に減塩を促す方法で，**個人への方策**（individual approach）と呼ばれます．実際には両方の方策は組み合わされて用いられますが，そこには，政策科学や経済学，行動学をはじめ，複数の科学が活かされています．

　もっとも，味音痴で有名な英国人がやったことだし（半分冗談です），ソルトシェーカーの実験もその末裔の国で行われました（これも冗談です）．味，特に塩味に対する繊細な舌を持ち，塩味に固執する食文化を有する日本人で同じことができるとも思いがたいですし，またそうすることが正しいとも思えません．人文科学まで含めた広い見識が問われるところです．

4　毎日食べる食べ物と健康を科学する！

　ここでは塩を取り上げましたが，すべての人が生まれてから亡くなるまで毎日摂取しつづける食べ物と健康との関係は壮大な学問対象であり，その研究成果は，世界中の人々の命と健康を支えるために役立っています．特に，栄養学は病気を患った人に手厚い学問ではなく，すべての人の健康を静かに支える学問です．1つの学問分野を深く掘り下げるのではなく，複数の学問領域を渉猟し，それを統合して社会に活かすのが好きな人に向いている学問だと思います．食べるのが好きな人なら申し分ありません．

　ここで紹介しました内容は，他の事例も含めて，佐々木敏『佐々木敏の栄養データはこう読む！：疫学研究で読み解くぶれない食べ方』（2015年，女子栄養大学出版部）で詳しく説明されています．また，ここで扱った内容をより学問的に学習したい人には，佐々木敏『わかりやすいEBNと栄養疫学』（2005年，同文書院）をお勧めします．

終章 健康総合科学とヒト・ひと・人

　第I部から第III部にわたって，健康総合科学の大きな3つの枠組みと，主だった研究テーマやその現状などについて紹介してきました．環境生命科学，看護科学，公共健康科学では，研究の手法や依拠する理論などが異なります．でも，共通しているのは，それらの関心の中心に人間が据えられていることです．人間中心型の科学，それが健康総合科学の最大の特徴です．

　しかし，注意深い読者のあなたは，もしかするとすでに気づかれていたかもしれません．実は第I部では「ヒト」，第II部では「ひと」，そして第III部では「人」と書き分けていました．いずれも人間であることには変わりはありません．でも，人間のどの側面に注目しているかが微妙に違います．

　環境生命科学で扱う「ヒト」は，生物としての人間，地球環境という大きな生態系の構成員の1つとしての人間を意味しています．生態系は人間を始めとするさまざまな動物種・植物種などの生物種が，気象や大気・水質などの環境により影響を受けながら，同時に環境に影響を与えつつ，微妙なバランスのもとで成り立っています．環境生命科学は，生物としてのヒトの特徴を解明するとともに，生態系のなかで「ヒト」と環境が互いに及ぼす影響を明らかにしていく学問です．

　看護科学で扱う「ひと」は，悩み・苦しみ・不安を抱え，驚き，喜び，支え合い，時に対立する，人間としての生の経験を重んじています．病気や障害などさまざまな困難にあたって，でもそれを抱えながら，生きていくことの重さを大事にしています．看護科学は「ひと」が生きていくことを支えるための理論・技術の開発と実践のあり方を探る学問なのです．

　公共健康科学で扱う「人」は，その対称的な概念として「社会」を意識しています．個としての人間は社会という大きな構造によって，規範意識や価値観を形づくられ，それに基づいて日々判断し，行動します．一方，それぞれの個の行動や判断が積み重なって，社会のあり方が保たれたり，時に大胆な変革が起こったりします．個と社会の相互関係が健康にもたらす影響やメカニズムを明らかにするのが，公共健康科学の究極の目的です．

　このように人間の健康をテーマにしていても，「ヒト」「ひと」「人」のどの側面に焦点を合わせるかによって，取り上げる研究テーマや取り組み方が異なってきます．つまり研究の手法によって違いが生まれているわけではなく，人間のどの側面に焦点を合わせるか，の違いなのです．それによって，選ぶ理論や研究手法がおのずから異なってくるだけなのです．しかし，この3つの見方は決してお互い，ばらばらではありません．なぜなら，い

ずれも人間の本質だからです．人間を理解するためには，これらの3つがお互いに連携しながら研究を進めていくことが必要なのです．

　この人間中心科学としての健康総合科学の入り口に，みなさんは立っています．もう少し中をのぞいてみたいと思ったら，試しにドアをたたいてみてください．それぞれの研究ユニットの短い紹介とコンタクトの仕方は，以下のウェブサイトを参照してみてください (http://www.hn.m.u-tokyo.ac.jp/pamphlet.html)．

　もし，あなたが人間に関心を持っておられるなら，このドアをたたく資格を持っているということです．健康総合科学の世界へ，あらためてようこそ．

参考文献

[1章]

内閣府（2015）「気候変動の影響への適応計画」．

Millennium Ecosystem Assessment 編／横浜国立大学 21 世紀 COE 翻訳委員会訳（2007）『国連ミレニアムエコシステム評価　生態系サービスと人類の将来』オーム社．

安本晋也・渡辺知保（2014）「都市の健康問題とエコヘルス」門司和彦・安本晋也・渡辺知保編『別冊・医学のあゆみ　エコヘルス：21 世紀における新たな健康概念』医歯薬出版，第 8 章．

渡辺知保（2011）「Anthropocene と planetary boundaries：地球環境の新たなとらえ方と人間の生存・健康」『医学のあゆみ』236: 1139–1142.

Haines, A. *et al.* (2009) "Public health benefits of strategies to reduce greenhouse-gas emissions: overview and implications for policy makers." *Lancet*, 374: 2104–2114.

IPCC Working Group 2 "Human Health: Impacts, Adaptation, and Co-benefits." IPCC 5th Assessment Report, Chapter 11.

Millennium Ecosystem Assessment (http://www.millenniumassessment.org/en/Reports.html).

Ng, CFS. *et al.* (2014) "Socio-geographic variation in the effects of heat and cold temperature on daily mortality in Japan." *Journal of Epidemiology*, 24(1): 15–24.

Rockström, J. *et al.* (2009) "A safe operating space for humanity." *Nature*, 461: 472–475.

[2章]

Duggal, P. *et al.* (2013) "Genome-wide association study of spontaneous resolution of hepatitis C virus infection: data from multiple cohorts." *Annals of Internal Medicine*, 158: 235–245.

Hallmayer, J. *et al.* (2009) "Narcolepsy is strongly associated with the TCR alpha locus." *Nature Genetics*, 41: 708–711.

Miyagawa, T. *et al.* (2008) "Variant between CPT1B and CHKB associated with susceptibility to narcolepsy." *Nature Genetics*, 40: 1324–1328.

Miyagawa, T. *et al.* (2013) "Effects of oral L-carnitine administration in narcolepsy patients: a randomized, double-blind, cross-over and placebo-controlled trial." *PLoS ONE*, 8: e53707.

Tanaka, Y. *et al.* (2009) "Genome-wide association of IL28B with response to pegylated interferon-alpha and ribavirin therapy for chronic hepatitis C." *Nature Genetics*, 41: 1105–1109.

[3章]

菅谷憲夫（企画）（2012）「インフルエンザ Update：課題と問題点」『医学のあゆみ』241(1).

[4章]

北潔（2015a）「自然からの贈り物：2015 年ノーベル生理学・医学賞によせて」『医学のあゆみ』255: 1209–1211.

北潔（2015b）「日本における熱帯感染症治療薬の開発」『日中医学』30: 10–15.

北潔（2016）「Neglected Tropical Dieeases 治療薬開発研究の最新の動向」『薬学雑誌』136: 205–211.

北潔他（2015）「日本発　顧みられない熱帯病治療薬開発への挑戦」『臨床評価』43: 189–233.

厚生労働省（2010）「平成 21 年人口動態統計（確定数）の概況　人口動態統計年報　主要統計表（最新データ，年次推移）　死亡　第 8 表」(http://www.mhlw.go.jp/toukei/saikin/hw/jinkou/suii09/deth8.html).

厚生労働省（2014）「平成 25 年結核登録者情報調査年報集計結果（概況）」(http://www.mhlw.go.jp/bunya/kenkou/kekkaku-kansenshou03/13.html).

厚生労働省「新型インフルエンザに関する Q&A」(http://www.mhlw.go.jp/bunya/kenkou/kek-

kaku-kansenshou04/02.html).
供田洋他（2016）「特別企画：大村智博士と梶田隆章博士の 2015 年ノーベル賞受賞」『学術の動向』2: 7–19.
ホッテズ，ピーター・J 著／北潔監訳／スリングスビー，BT・鹿角契訳（2015）『顧みられない熱帯病：グローバルヘルスへの挑戦』東京大学出版会.
マン，ジョン著／竹内敬人訳（2001）『特効薬はこうして生まれた："魔法の弾丸"を求めて』青土社.

[5 章]
化学物質問題市民研究会「ナノテク問題と社会的影響」（http://www.ne.jp/asahi/kagaku/pico/nano/nano_2.html）.
コルボーン，シーア他著／長尾力訳（2001）『奪われし未来』（増補改訂版）翔泳社.
農林水産省（2015）「農薬による蜜蜂の危害を防止するための我が国の取組（Q&A）（2015.9 月改訂）」（http://www.maff.go.jp/j/nouyaku/n_mitubati/qanda.html）.

[6 章]
Jackson, S. P. & Bartek, J. (2009) "The DNA-damage response in human biology and disease." *Nature*, 461(7267): 1071–1078.
Thompson, D. *et al.* (2005) "Cancer risks and mortality in heterozygous ATM mutation carriers." *Journal of National Cancer Institute*, 97: 813–822.

[7 章]
河合蘭（2007）『助産師と産む：病院でも，助産院でも，自宅でも』岩波書店.
北島博之（2012）「全国の総合病院における産科混合病棟と母子同室の状況について」『日本周産期・新生児医学会雑誌』48(3): 661–668.
Cochrane, A. L. 著／森亨訳（1999）『効果と効率：保健と医療の疫学』サイエンティスト社.
東京都福祉保健局（2015）「地域で支える周産期医療体制のイメージ」『東京の福祉保健』（http://www.fukushihoken.metro.tokyo.jp/soumu/2015sya/02/55.html）.
春名めぐみ（2015）「妊娠期からつながる産後ケア」『チャイルドヘルス』18(7): 35–37.
フィンランド大使館（2016）「フィンランドの子育て支援」（http://www.finland.or.jp/public/default.aspx?nodeid=49799&contentlan=23&culture=ja-JP）.
三砂ちづる（2003）「防衛的医療を越えるもの」『助産雑誌』57(6): 488–492.
三砂ちづる（2005）『疫学への招待：周産期を例として』医学書院.
「各国におけるこどもの割合」（http://sahswww.med.osaka-u.ac.jp/~osanguid/）.
「平成 23～24 年度厚生労働科学研究　科学的根拠に基づく『快適で安全な妊娠出産のための ガイドライン』改訂版」（http://sahswww.med.osaka-u.ac.jp/~osanguid/）.
New Zealand College of Midwives (2015) (http://www.midwife.org.nz/women-in-new-zealand/about-lead-maternity-carer-lmc-services).
WHO *et al.* (2015) Trends in maternal mortality: 1990 to 2015（「世界の妊産婦死亡率（MMR）の動向」）(http://www.who.int/reproductivehealth/publications/monitoring/maternal-mortality-2015/en/).

[Column ①]
宮本有紀・大川浩子（2013）「WRAP（元気回復行動プラン）／IPS（意図的なピアサポート）」『精神科臨床サービス』13(2): 166–167.

[8 章]
池田真理・上別府圭子（2011）「出産後うつ状態のリスクを妊娠期に予測する：対話を大事にした C. T. Beck 氏の方法を中心に」『看護研究』44(4): 446–453.
上別府圭子（2015）「産後ケアと母親のメンタルヘルス」『月刊母子保健』673: 6–7.
厚生労働省（2012）「児童虐待の定義と現状」（http://www.mhlw.go.jp/seisakunitsuite/bunya/

kodomo/kodomo_kosodate/dv/about.html).
渡辺俊之・小森康永（2014）『バイオサイコソーシャルアプローチ：生物・心理・社会的医療とは何か？』金剛出版.

[9章]
池田洋美他（2013）「高齢夫婦による在宅看取り事例における「安心」への訪問看護の支援」『日本家族看護学会第20回学術集会発表資料』.
武林亨（2011）「厚生労働科学研究費補助金特別研究事業　在宅療養支援の実態把握と機能分化に関する研究」(http://www.mhlw.go.jp/stf/shingi/2r9852000001jlr7-att/2r9852000001jlvs.pdf).
恒藤暁他（1996）「末期がん患者の現状に関する研究」『ターミナルケア』6(6): 482–490 (http://search.jamas.or.jp/link/ui/1997082072).
長江弘子（2014）『看護実践にいかすエンド・オブ・ライフケア』日本看護協会出版会.
Kinoshita, H. et al. (2015) "Place of death and the differences in patient quality of death and dying and caregiver burden." *Journal of Clinical Oncology*, 33(4): 357–363 (doi:10.1200/jco.2014.55.7355).
Lynn, J. (2001) "Perspectives on care at the close of life. Serving patients who may die soon and their families: the role of hospice and other services." *JAMA*, 285(7): 925–932.

[10章]
藤川潤子他（2010）「新しい高齢者用ダイナミッククッションにおける圧分散の評価」『日本褥瘡学会誌』12(1): 28–35.

[11章]
松永篤志他（2014）「東日本大震災被災高齢者に対する運動支援　町全体で製作・普及に取り組む『大槌ぴんころ体操』」『保健師ジャーナル』70(8): 680–685.
Department of Health and Human Services, Substance Abuse and Mental Health Services Administration (SAMHSA). Training manual for mental health and human services workers in major disasters, ed2 (http://store.samhsa.gov/product/Training-Manual-for-Mental-Health-and-Human-Service-Workers-in-Major-Disasters/SMA96-0538).
Nagata, S. et al. (2015) "Follow-up study of the general and mental health of people living in temporary housing at 10 and 20 months after the Great East Japan Earthquake." *Japan Journal of Nursing Science*, 12: 162–165.

[12章]
石川淳（2006）「フォロワーの創造性を促進するリーダーシップ」『応用社会学研究』48: 75–89.
久木田純・渡辺文夫（1998）「はじめに（特集　エンパワーメント：人間尊重社会の新しいパラダイム）」『現代のエスプリ』376: 5–9.
菅田勝也・武村雪絵（2004）「業務再構築―理論生成研究の有用性の検討―療養病棟の看護職―介護職協働問題への適用　2003〜2004年度科学研究費補助金報告書」.
センゲ，P. M. 著／枝廣淳子他訳（2011）『学習する組織：システム思考で未来を創造する』英治出版.
武村雪絵（2015）「病床再編時の看護管理：スタッフのモチベーションと看護の質をいかに維持し，高めるか」『看護管理』25(8): 696–702.
Aiken L. H. et al. (2002) "Hospital nurse staffing and patient mortality, nurse burnout, and job dissatisfaction." *JAMA*, 288(16): 1987–1993.

[13章]
佐藤俊哉（2005）『宇宙怪人しまりす：医療統計学を学ぶ』岩波書店.
千葉康敬（2015）『「医療統計力」を鍛える』総合医学社.
中村治雄他（2006）「特集　完成したMEGA Studyのすべて：11年の労苦とその克服の軌跡」

『Progress in Medicine』26(Suppl. 2): 101–108.

[14章]
厚生労働省「特定健診・保健指導について」(http://www.mhlw.go.jp/seisaku/2009/09/02.html).
日本肥満学会肥満症診断基準検討委員会（2000）「新しい肥満の判定と肥満症の診断基準」『肥満研究』6(1): 18–28.
メタボリックシンドローム診断基準検討委員会（2005）「メタボリックシンドロームの定義と診断基準」『日本内科学会雑誌』94(4): 188–203.
李廷秀（2001）「$\beta 3$ アドレナリン受容体遺伝子多型．高脂血症」『日本臨牀』59(suppl.): 785–789.
International Diabetes Federation (2006) The IDF consensus worldwide definition of the metabolic syndrome (http://www.idf.org/home).

[15章]
赤林朗編（2005）『入門・医療倫理Ｉ』勁草書房.
赤林朗・児玉聡編（2015）『入門・医療倫理III：公衆衛生倫理』勁草書房.
岡田正彦（2006）『人はなぜ太るのか：肥満を科学する』岩波新書.

[16章]
宮本有紀（2013）「人と人との関係性とリカバリーを考える：インテンショナル・ピア・サポート（IPS）から学んだもの」『ブリーフサイコセラピー研究』22(1): 1–13.
GBD 2013 DALYs and HALE Collaborators (2015) "Global, regional, and national disability-adjusted life years (DALYs) for 306 diseases and injuries and healthy life expectancy (HALE) for 188 countries, 1990–2013: quantifying the epidemiological transition." *Lancet*, 386(10009): 2145–2191.
Imamura, K. *et al.* (2015) "Does Internet-based cognitive behavioral therapy (iCBT) prevent major depressive episode for workers? a 12-month follow-up of a randomized controlled trial." *Psychological Medicine*, 45(9): 1907–1917.
Shimazu, A. *et al.* (2011) "Workaholism and well-being among Japanese dual-earner couples: A spillover-crossover perspective." *Social Science & Medicine*, 73: 399–409.
WHO World Mental Health Survey Consortium (2004) "Prevalence, severity, and unmet need for treatment of mental disorders in the World Health Organization World Mental Health Surveys." *JAMA*, 291(21): 2581–2590.

[17章]
クリスタキス，ニコラス・ファウラー，ジェイムズ著／鬼澤忍訳（2010）『つながり：社会的ネットワークの驚くべき力』講談社.
近藤尚己・白井こころ（2013）「マイクロファイナンスと健康」カワチ，イチロー他編／近藤克則他監訳『ソーシャル・キャピタルと健康政策：地域で活用するために』日本評論社，pp. 301–346.
Holt-Lunstad, J. *et al.* (2010) "Social relationships and mortality risk: a meta-analytic review." *PLoS Med*, 7(7): e1000316.

[18章]
厚生労働省「地域包括ケアの構築に関する事例集（鹿児島県肝付町）」(http://www.kaigokensaku.jp/chiiki-houkatsu/files/464929kimotukicho.pdf).
Hashimoto, S. *et al.* (2010) "Trends in disability-free life expectancy in Japan, 1995–2004." *Journal of Epidemiology*, 20(4): 308–312.
Hikichi, H. *et al.* (2015) "Effect of a community intervention programme promoting social interactions on functional disability prevention for older adults: propensity score matching and instrumental variable analyses, JAGES Taketoyo study." *Journal of Epidemiology and Community Health*, 69: 905–910.

Ikeda, N. *et al.* (2011) "What has made the population of Japan healthy?" *Lancet*, 378(9796): 1094-1105.

Sugisawa, H. *et al.* (1994) "Social networks, social support, and mortality among older people in Japan." *Journal of Gerontology*, 49(1): S3-S13.

Takano, T. *et al.* (2002) "Urban residential environments and senior citizens' longevity in megacity areas: the importance of walkable green spaces." *Journal of Epidemiology and Community Health*, 56: 913-918.

[19章]

ゼオニス，ステファノス他著／日本医療機器産業連合会・日本医工ものづくりコモンズ監修（2015）『BIODESIGN バイオデザイン日本語版』薬事日報社.

小山博史他（2015）『バイオメディカル融合3次元画像処理』東京大学出版会.

Biodesign（http://biodesign.stanford.edu/bdn/index.jsp）.

Louis, D. N. *et al.* (2014) "Computational pathology: an emerging definition." *Archives of Pathology & Laboratory Medicine*, 138(9): 1133.

Minds ガイドラインセンター（http://minds.jcqhc.or.jp/n/）.

Yock, P. G. *et al.* (2015) *Biodesign: the process of innovating medical technologies*. 2nd edition. Cambridge University Press.

[20章]

カーランスキー，マーク著／池央耿訳（1999）『鱈　世界を変えた魚の歴史』飛鳥新社.

厚生統計協会（2010）『国民衛生の動向・厚生の指標』増刊・57(9).

厚生労働省（1977-2014）「国民栄養の現状：国民栄養調査報告ならびに国民健康・栄養調査報告」.

厚生労働省（2014）「日本人の食事摂取基準（2015年版）」.

「統計資料　公民統計　耐久消費財の世帯普及率の変化」（原資料は，内閣府「消費動向調査」）（http://www.teikokushoin.co.jp/statistics/history_civics/index13.html）.

Anderson, C. A. *et al.* (2010) "Dietary sources of sodium in China, Japan, the United Kingdom, and the United States, women and men aged 40 to 59 years: the INTERMAP study." *Journal of the American Dietetic Association*, 110: 736-745.

Asakura, K. *et al.* (2014) "Estimation of sodium and potassium intake assessed by two 24-hour urine collections in healthy Japanese adults: a nation-wide study." *British Journal of Nutrition*, 112: 1195-1205.

Bibbins-Domingo, K. *et al.* (2010) "Projected effect of dietary salt reductions on future cardiovascular disease." *New England Journal of Medicine*, 362: 590-599.

Greenfield, H. *et al.* (1983) "Salting of food - a function of hole size and location of shakers." *Nature*, 301: 331-332.

He, F. J., Brinsden, H. C. *et al.* (2014) "Salt reduction in the United Kingdom: a successful experiment in public health." *Journal of Human Hypertension*, 28: 345-352.

He, F. J., Pombo-Rodrigues, S. *et al.* (2014) "Salt reduction in England from 2003 to 2011: its relationship to blood pressure, stroke and ischaemic heart disease mortality." *British Medical Journal*, 4: e004549.

Intersalt Cooperative Research Group (1988) "Intersalt: an international study of electrolyte excretion and blood pressure. Results for 24 hour urinary sodium and potassium excretion." *British Medical Journal*, 297: 319-328.

索 引

ア 行

アスベスト　28
圧縮説　106
アディポサイトカイン　82
意思決定支援　48
痛み　50
遺伝子検査　10-11
遺伝病　8
イノベーション　110
イベルメクチン　23
医療機器開発　113
医療処置　48, 51
医療被ばく　31
因果関係　74
因果モデル　75
インフルエンザ　14
ウェルビーイング　88
うつ病　95
栄養疫学　117, 120
栄養学　114
エールリッヒ，パウル　23
疫学研究　79, 81, 116
HLA（ヒト白血球抗原）　11
延伸説　106
エンド・オブ・ライフケア　50
エンパワメント　67
温暖化　2

カ 行

介護士　52
介護予防　64
外傷後ストレス症候群（PTSD）　61
開発　56
顧みられない熱帯病　20
科学コミュニケーション　93
科学的根拠に根ざした医療（EBM）　37, 78
化学療法　22
学際科学　114
家族　52
価値の対立　91
価値判断　92
家庭用冷蔵庫　116
カルニチン　12
がん　48-50
　　――抑制機構　33
肝炎　9-10
環境への負荷／インパクト　7

環境放射線　30
看護学　53
看護管理学　70
看護師　48, 51-52
看護実践　48, 51
看護理工学　57
感染症　4, 50
緩和ケア　50
緩和策（mitigation）　3
危機管理対応　19
起業家養成プログラム　113
気候変動　2
　　――に関する政府間パネル（IPCC）　3
希少疾患　33
絆　100
規範倫理学　92
急性ストレス障害（ASD）　61
共同開発　113
共有ビジョン　69
くすりの効果　9
グループホーム　49
車いす　54
　　――クッション　54
系統的誤差（バイアス）　77
血管拡張性失調症　30
ゲノム医学　8, 13
ゲノムワイド関連解析（GWAS）　9-11
減塩　114
健康影響評価　106
健康科学　90
健康管理　86
健康寿命　104, 106
健康診断アプリ　111
健康の社会的決定要因　106-107
倹約遺伝子　83
コ・ベネフィット（co-benefit）　5
合意形成プロセス　93
工学　56
高血圧　114
構造的エンパワメント　68
行動科学　118
高齢化　51
高齢者　55, 100
　　――健診　62
呼吸困難　50
『国際疾病分類 第10版』　95
国際保健学　25
国民皆保険制度　80

国民健康・栄養調査　117
個人情報保護条例　103
子育て　45
孤独感　63
コミュニティ　103
コミュニティ・ディヴェロップメント　62
孤立死　63, 100
コルボーン，シーア　27
コンセプト　112
コンセンサス会議　53

サ 行

サーベイランス　19
サイエンス・カフェ　53
在宅看取り　49, 52
在宅療養　49
産学連携　55
産後うつ病　45-47
3大感染症　20
3大死因　116
支援
　社会的――　102
　手段的――　102
　情緒的――　102
塩　114
紫外線　30
色素性乾皮症　30
事業化　112
仕事の要求度―コントロールモデル　97
自己免疫　12
事実判断　91
自助意識　108
システムズアプローチ　47
自然災害　60
実践知　50
児童虐待　44-46, 49
児童相談所　44
脂肪細胞　82
死亡数　48
死亡率　118
シミュレーション　118
社会関係（social relationships）　100, 102
社会的合意形成　88
社会的ネットワーク　102
重症化　86
出産満足度　37, 39
障がい　49
症状緩和　48
情報伝達系　32
食塩　114
褥瘡　54
　――予防用具　55
職場環境改善　97
職場のメンタルヘルス　103

食欲不振　50
助産師　36, 39-41
所得格差　104
所得再配分　105
新型インフルエンザ　14
新興・再興感染症　20
心不全　50
心理（精神）的エンパワメント　68
真理値　91
推定平均必要量　115
睡眠障害　11
ストレス　94, 96
　――チェック　96
　――の修飾要因　96
　――反応　96
　――マネジメント　97
ストレッサー　96
制圧　21
生活の質（QOL）　50, 57
政策科学　118
精神疾患　49
　――の診断や治療　103
『精神疾患の診断と統計のための手引き 第5版』　95
精神的健康　63
生態系　4
　――サービス　6
生体の恒常性　33
生物多様性　6
生物統計学　79
生理学　115
世界精神保健調査　95
世界精神保健日本調査　95
脊髄損傷　55
全身倦怠感　50
全人的ケア　50
戦略的フォーカス　112
ソーシャルキャピタル　102
ソーシャルサポート　63

タ 行

ターミナル（終末期）ケア　50
ダイオキシン問題　26
大気汚染　4
体脂肪分布　81
大数の法則　77
代替出口戦略　113
多因子病（複合病）　8
多職種　52
タラ（鱈）　115
地域医療構想　107
地域診断　61
地域包括ケア　107
地球環境　27

窒素循環　6
中心極限定理　77
長期大規模研究　78
超高齢社会　48, 58
地理空間システム　108
治療効果　75
つながり　100
低栄養　4
DNA 修復　31
DNA 損傷応答　31
適応策（adaptation）　3
電子カルテ　111
動物性食品　115
毒性実験　28
特定健康診査（特定健診）　→メタボ健診
特定妊婦　46
特定保健指導　83
特別養護老人ホーム　49
床ずれ　54
閉じこもり　63
土地利用　6
鳥インフルエンザ　16
努力─報酬不均衡モデル　97

ナ　行

内臓脂肪型肥満　81
ナトリウム　115
ナノマテリアル　28
並べ替え分布　77
ナルコレプシー　11
ニーズ　112
二酸化炭素の排出削減　4
24 時間尿量ナトリウム　116
日常化　52
日本の自殺者数　96
乳がん　32
乳児揺さぶられ症候群　44, 46
認知行動療法　98
認知症　50
妊婦健診　36, 38, 40-41, 46
ネオニコチノイド　27
寝たきり　54
熱中症　2
脳卒中　50, 55

ハ　行

バイオサイコソーシャルアプローチ　46
バイオデザイン　110
排除　21
廃用症候群　55
母親学級　46
パブリック・コメント　53
比較可能性　78
被災者　61

──の心理的プロセス　61
被災地　61
必要量　115
肥満　88
評価報告書　3
病気のかかりやすさ　11
品質管理　79
腹囲　82
　──／身長比　85
　──／臀囲比　85
複合影響　29
福利　90
不眠　50
プラネタリー・バウンダリー　6
平均寿命　106
変革型リーダーシップ　67
方策
　個人への──　119
　集団への──　119
放射線感受性　31
放射線事故　30
訪問看護　49, 51, 53
　──師　48, 51
　──ステーション　49
暴力　44
撲滅　21
保健師　60
母子関係　45

マ　行

マグネットホスピタル　67
慢性疾患　51
慢性肺疾患　50
水俣病　26
ミレニアム生態系評価　3
無尽講　100
メカニズム　102
メタボ　→メタボリックシンドローム
メタボ検診　83
メタボ対策　80
メタボリックシンドローム　81
メチル水銀　26
モバイルヘルス　110, 111

ヤ・ラ・ワ行

薬剤耐性　21
やせ　84
融合 3 次元画像処理　113
有病率　54
ライフ・スタイル　7
ランダム化　76, 78
ランダム誤差　77
ランダム割り付け　76
リカバリー　98

リスク管理　29
リハビリテーション　48
臨床試験　74, 77
労働災害補償制度　94
労働者健康状況調査　94
ワーク・エンゲイジメント　103
ワーク・エンパワメント　68
ワーク・ライフ・バランス　98

アルファベット

Age-Friendly City　107
ASD　→急性ストレス障害
COP21　2
CPT1B　12
Eviidenced Based Medicine（EBM）　→科学的根拠に根ざした医療
GWAS　→ゲノムワイド関連解析
IL28B　9
IPCC（Intergovernmental Panel on Climate Change）　→気候変動に関する政府間パネル
mHealth　→モバイルヘルス
Minds　111
Precision Medicine　113
PTSD　→外傷後ストレス症候群
QOL　→生活の質
Syndrome X　85
TCDD（Tetrachlorodibenzodioxin）　27

執筆者一覧

(特に断りがない限り，所属は東京大学医学部健康総合科学科．[ ]内は東京大学大学院医学系研究科の所属を示した．いずれも 2016 年 7 月時点)

編集委員会（執筆順，○は委員長）

渡辺知保	人類生態学教室 [人類生態学分野]・教授／第 I 部イントロダクション・1 章	
徳永勝士	人類遺伝学教室 [人類遺伝学分野]・教授／2 章	
成瀬 昂	地域看護学教室 [地域看護学／行政看護学分野]・講師／第 II 部イントロダクション	
佐藤伊織	家族看護学教室 [家族看護学分野]・講師／第 II 部イントロダクション・8 章	
武村雪絵	基礎看護学教室 [看護管理学／看護体系・機能学分野]・准教授／第 II 部イントロダクション・12 章	
○橋本英樹	保健社会学教室 [保健社会行動学分野]・教授／第 III 部イントロダクション・18 章・終章	
松山 裕	疫学・生物統計学教室 [生物統計学／疫学・予防保健学分野]・教授／13 章	
近藤尚己	保健社会学教室 [健康教育・社会学分野]・准教授／17 章	

執筆者（執筆順）

宮川 卓	人類遺伝学教室 [人類遺伝学分野]・元助教（現：東京都医学総合研究所精神行動医学研究分野副参事研究員）／2 章
水口 雅	母子保健学教室 [発達医科学分野]・教授／3 章
北 潔	保健栄養学教室 [生物医化学分野]・元教授（現：東京大学名誉教授／長崎大学大学院熱帯医学・グローバルヘルス研究科長）／4 章
渡邊洋一	保健栄養学教室 [生物医化学分野]・准教授／4 章
大迫誠一郎	健康環境医工学部門 [疾患生命工学センター]・准教授／5 章
宮川 清	放射線分子医学部門 [疾患生命工学センター]・教授／6 章
春名めぐみ	母性看護学・助産学教室 [母性看護学・助産学分野]・准教授／7 章
松崎政代	母性看護学・助産学教室 [母性看護学・助産学分野]・講師／7 章
笹川恵美	母性看護学・助産学教室 [母性看護学・助産学分野]・助教／7 章
宮本有紀	精神衛生・看護学教室 [精神看護学分野]・准教授／Column ①・16 章
上別府圭子	家族看護学教室 [家族看護学分野]・教授／8 章
キタ幸子	家族看護学教室 [家族看護学分野]・助教／8 章
副島尭史	家族看護学教室 [家族看護学分野]・助教／8 章
山本則子	成人保健・看護学教室 [高齢者在宅長期ケア看護学／緩和ケア看護学分野]・教授／9 章
仲上豪二朗	老年看護学教室 [老年看護学／創傷看護学分野]・講師／10 章
真田弘美	老年看護学教室 [老年看護学／創傷看護学分野]・教授／10 章
森 武俊	[ライフサポート技術開発学（モルテン）寄付講座]・特任教授／Column ②
永田智子	地域看護学教室 [地域看護学／行政看護学分野]・准教授／11 章
村山陵子	[社会連携講座アドバンストナーシングテクノロジー]・特任准教授／Column ③

李　廷秀	保健管理学教室［健康増進科学分野］・准教授／14 章	
瀧本禎之	保健管理学教室［医療倫理学分野］・准教授／15 章	
川上憲人	精神衛生・看護学教室［精神保健学分野／精神看護学分野］・教授／16 章	
島津明人	精神衛生・看護学教室［精神保健学分野］・准教授／16 章	
小山博史	臨床情報工学教室［臨床情報工学分野］・教授／19 章	
佐々木敏	［公共健康医学専攻社会予防疫学分野］・教授／20 章	

社会を変える健康のサイエンス
健康総合科学への 21 の扉

2016 年 7 月 26 日　初　　版
2023 年 3 月 10 日　第 2 刷

［検印廃止］

編　者　東京大学医学部健康総合科学科

発行所　一般財団法人　東京大学出版会
　　　　代表者　吉見俊哉
　　　　153-0041 東京都目黒区駒場 4-5-29
　　　　https://www.utp.or.jp/
　　　　電話　03-6407-1069　Fax 03-6407-1991
　　　　振替　00160-6-59964

印刷所　株式会社理想社
製本所　牧製本印刷株式会社

© 2016 Department of Integrated Health Science, The University of Tokyo
ISBN 978-4-13-063406-9　Printed in Japan

JCOPY 〈出版者著作権管理機構　委託出版物〉
本書の無断複写は著作権法上での例外を除き禁じられています．複写する場合は，そのつど事前に，出版者著作権管理機構（電話 03-5244-5088, FAX 03-5244-5089, e-mail: info@jcopy.or.jp）の許諾を得てください．

大塚柳太郎・河辺俊雄・高坂宏一・渡辺知保・阿部 卓 著
人類生態学 ［第2版］　　　　　　　　　　　　　　　　　　A5判・240頁・2100円

熊谷嘉人・姫野誠一郎・渡辺知保 編
毒性の科学　分子・細胞から人間集団まで　　　　　　　　　　B5判・216頁・3300円

ピーター J ホッテズ 著／北 潔 監訳／BT スリングスビー・鹿角 契 訳
顧みられない熱帯病　グローバルヘルスへの挑戦　　　　　　　A5判・336頁・4200円

東京大学高齢社会総合研究機構 編
地域包括ケアのまちづくり　　　　　　　　　　　　　　　　　A5判・274頁・3500円
老いても安心して住み続けられる地域を目指す総合的な試み

金川克子・田髙悦子 編
地域看護診断 ［第2版］　　　　　　　　　　　　　　　　　　A5判・226頁・2800円

真田弘美・森 武俊 編
看護理工学　　　　　　　　　　　　　　　　　　　　　　　　A5判・240頁・3200円

川上憲人・橋本英樹・近藤尚己 編
社会と健康　健康格差解消に向けた統合科学的アプローチ　　　A5判・344頁・3800円

橋本英樹・泉田信行 編
医療経済学講義 ［補訂版］　　　　　　　　　　　　　　　　　A5判・344頁・3200円

小山博史・金 太一・中島義和・斎藤 季・齊藤延人 著
バイオメディカル融合3次元画像処理　　　　　　　　　　　　A5判・312頁・4600円

神里彩子・武藤香織 編
医学・生命科学の研究倫理ハンドブック　　　　　　　　　　　A5判・192頁・2400円

ここに表示された価格は本体価格です．御購入の際には消費税が加算されますので御了承ください．